高职高专临床医学类专业"岗、课、赛、证"融媒体系列教材

U0720619

诊断学实践技能指导

ZHENDUANXUE SHIJIAN JINENG ZHIDAO

主 编 李建军 王志胜

副主编 邵小琳 王照娟 孙金林

编 委 （按姓氏音序排列）

李建军（山东医学高等专科学校）

刘雪梅（山东医学高等专科学校）

邵小琳（山东医学高等专科学校）

孙金林（山东省立第三医院）

王照娟（山东医学高等专科学校）

王志胜（山东医学高等专科学校）

肖 明（山东省立第三医院）

甄 臻（山东医学高等专科学校）

周 国（山东省立第三医院）

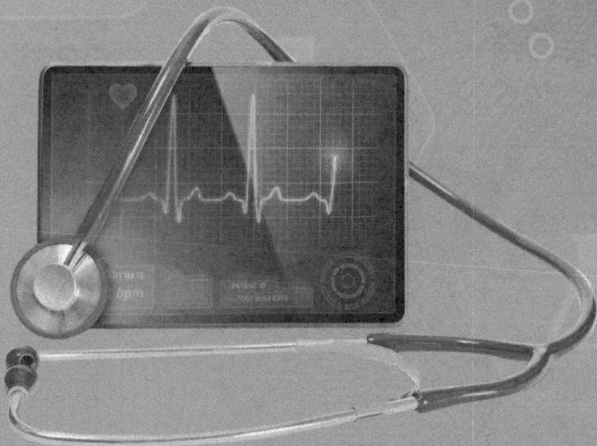

西安交通大学出版社

XI'AN JIAOTONG UNIVERSITY PRESS

图书在版编目(CIP)数据

诊断学实践技能指导 / 李建军,王志胜主编.—西
安:西安交通大学出版社,2022.8(2024.7 重印)
ISBN 978 - 7 - 5693 - 2598 - 0

Ⅰ.①诊…　Ⅱ.①李…　②王…　Ⅲ.①诊断学—高等
职业教育—教材　Ⅳ.①R44

中国版本图书馆 CIP 数据核字(2022)第 078579 号

书　　名	诊断学实践技能指导
主　　编	李建军　王志胜
责任编辑	张沛烨
责任校对	秦金霞

出版发行	西安交通大学出版社
	(西安市兴庆南路 1 号　邮政编码 710048)
网　　址	http://www.xjtupress.com
电　　话	(029)82668357　82667874(市场营销中心)
	(029)82668315(总编办)
传　　真	(029)82668280
印　　刷	西安五星印刷有限公司

开　　本	787mm×1092mm　1/16　印张　14.875　字数　282 千字
版次印次	2022 年 8 月第 1 版　2024 年 7 月第 3 次印刷
书　　号	ISBN 978 - 7 - 5693 - 2598 - 0
定　　价	58.00 元

如发现印装质量问题,请与本社市场营销中心联系。
订购热线:(029)82665248　(029)82667874
投稿热线:(029)82668803　(029)82668805

前　言

诊断学实践技能是诊断学教学的重要内容,通过对基本技能的练习,加深同学们对基本理论的理解,强化对基础知识的掌握,提高实际操作能力、诊断分析能力和临床思维能力。

根据教育部提出的"大力推行工学结合、突出实践能力培养、改革人才培养模式"等要求,本教材编写以基层工作岗位胜任力为目标,以高等职业学校临床医学专业教学标准为导向,以执业资格考试要求为依据,首次采用了新型活页式+配套信息化资源的形式,引入典型案例,将诊断学实训课程内容项目化、模块化、任务化、情境化,以最小的完整颗粒承载最基本的单元任务,适应项目引领、任务驱动、情境模拟的"教、学、做一体化"模式。教材编写融入了"1+X"内容,帮助学生在获得学历证书的同时,取得多类职业技能等级证书;融入了"课程思政"元素,旨在加强爱国主义教育,锤炼医学生家国情怀底色,践行仁心仁术;基于"岗、课、赛、证"融通的思路,对项目任务、考核内容均做了筛选,以期做到详略得当、重点突出;所列举考核内容的操作要点具体、精细、可测,对本书未提供之考核内容有借鉴价值。

本教材适用于三年制高职高专临床医学专业学生,可为实训带教老师提供参考资料,对口腔医学技术、康复治疗技术、眼视光技术等专业的学生也有借鉴作用。

本教材在编写过程中得到了学校领导及相关医院专家的关心与支持,全体编写人员以高度负责、认真严谨的态度完成了编写任务,在此一并表示诚挚的感谢。

本教材大胆采用新型活页的创新形式,由于编者水平有限、时间仓促,因此难免存在疏漏与不足,恳请广大师生和读者批评指正,以便再版时修改、完善。

编者

2022 年 6 月

目录 CONTENTS

下篇　实践报告

上 篇
实践技能指导

项目一

一般检查

任务一　全身状况检查

实训目标

知识目标	掌握	生命体征的内容及检查方法	☆☆☆
		发育与体型、营养状态、面容、体位、姿态和步态的检查方法	☆☆
	熟悉	全身状况检查的常见异常表现	☆☆
		常见体征的临床意义	☆☆
	了解	高血压的分界值及高血压的健康管理	☆
素质目标		体会与被检者的有效沟通技巧	☆☆
		在语言、态度、动作中体现人文关怀	☆☆

实训内容

（1）观看全身状况检查的教学视频。

（2）教师重点讲解体检要点、易错点并进行示范操作。

（3）实训分组：每2名或3名同学为一组，按指定项目的要求，由1名同学扮演被检者，其余同学轮番扮演医生，交替练习检查内容。

（4）实训指导教师巡回指导。

（5）学生如实记录检查内容和结果。

（6）小组讨论钟南山院士专访时所说"医生看的不是病，而是患者"在本次实训中的具体体现。

（7）自主学习高血压的健康管理及生活方式干预。

实训物品

检查床、手电筒、血压计、听诊器、体温计、体重计、量尺、棉签、体温记录单。

实训操作

一、生命体征

体温测量

（一）体温

测量方法　测量体温的常用方法有腋测法、口测法和肛测法。腋测法是临床上最为常用的测量方法，其具体的测量步骤如下。

（1）向被检者交代测量体温的目的并取得配合。

（2）测量前嘱被检者应安静休息30分钟，确保其身体周围无冷、热源。

（3）取出消毒过的体温计，确认水银柱读数低于35 ℃（如高于35 ℃，应将其甩到35 ℃以下）。

（4）擦干被检者腋窝，将体温计水银柱头端置于腋窝顶部并夹紧，10分钟后读数。

（5）测量完毕，帮被检者整理衣袖，与被检者沟通测量结果。

结果记录　将体温测量的结果按时记录于体温记录单上，两次温度值之间用直线相连，描绘出体温曲线。

（二）脉搏

测量方法　脉搏检查主要用触诊，可选择桡动脉、肱动脉、颈动脉、股动脉及足背动脉，临床以触诊桡动脉最为常用。检查者手指并拢，以示指、中指和环指指腹平放于桡动脉近手腕处，计数桡动脉脉搏，30秒的脉搏数乘以2，即为每分钟的脉搏数。如被检者脉律不规整，需计数1分钟。正常成人的脉搏数为每分钟60～100次。

（1）向被检者交代检查脉搏的目的并取得配合。

（2）检查时嘱被检者应保持安静，避免过度兴奋及剧烈活动。

（3）检查者示指、中指、环指三指并拢，指腹置于被检者腕部桡动脉处，以适当压力触诊桡动脉搏动。一般检查者左手触摸被检者右腕桡动脉，右手触摸被检者左腕桡动脉。

（4）触诊时间至少30秒，注意脉率、脉律、紧张度、强弱、动脉壁弹性及波形变化。

（5）对双侧桡动脉进行对比检查。

（6）检查完毕，与被检者沟通测量结果。

结果记录

姓名		性别	
年龄		脉搏	

（三）呼吸

测量方法　在被检者未注意时,观察被检者胸部或腹部的起伏,一起一伏为一次呼吸。充分暴露被检者胸部后,计数被检者呼吸运动次数,30秒的呼吸运动次数乘以2,即为每分钟的呼吸次数。正常人呼吸节律均匀、深浅适宜,平静呼吸时,每分钟16~20次。

呼吸与脉搏测量

结果记录

姓名		性别	
年龄		呼吸	

（四）血压

测量方法　测量血压的方法有两种,即直接测压法和间接测压法。目前临床上多选取肱动脉进行间接血压测量,以毫米汞柱(mmHg)为单位,成人的血压正常值小于140/90 mmHg。具体测量方法如下。

血压测量

（1）测量前向被检者交代操作目的并取得配合。

（2）了解被检者半小时内是否饮用咖啡、是否吸烟。测量前,嘱被检者排空膀胱,在安静环境中休息5~10分钟。

（3）嘱被检者取坐位或者仰卧位,脱去衣袖,将肘部置于与心脏同高处。

（4）打开血压计,读数归于0点。

（5）将袖带缠于被检者上臂,下缘位于肘窝以上2~3 cm,松紧以能放进一个手指为宜。

（6）在被检者肘窝偏尺侧1~2 cm处可触及肱动脉搏动,将听诊器体件置于肱动脉表面。

（7）向袖带内充气,边充气边听诊,肱动脉搏动音消失后继续充气,使水银柱升高20~30 mmHg,缓慢放气。听到第一声声响的数值为收缩压,声音消失时的数值为舒张压。

（8）间歇1分钟后,用同样方法重复测量一次。

（9）松开袖带,帮助被检者整理衣物,整理血压计。

（10）与被检者沟通血压测量结果。

结果记录

姓名		性别	
年龄		血压	

二、发育与体型、营养状态、意识状态、面容与表情、体位与姿势

（一）发育与体型

1. 发育　发育是否正常，可以根据年龄、性别、智力和身高、体重、第二性征之间关系是否相称进行判断。

2. 体型　根据个体身高、体重之间的比值不同，临床上将人体分为正力型、无力型和超力型三类。

（二）营养状态

根据皮肤、毛发、皮下脂肪、肌肉的发育情况综合判断营养状态，最简单而迅速的方法是观测皮下脂肪的充实度。观测部位通常选择前臂屈侧或上臂背侧下 1/3 处，也可动态观察体重变化。营养状态大致可分为良好、中等与不良三种。体重指数＝体重（kg）/身高的平方（m^2）。

（三）意识状态

一般通过与被检者对话，了解其思维、反应、情感活动及对时间、地点、人物的定向力，并对被检者行痛觉试验和神经反射检查。正常人应意识清楚，反应敏锐，思路清晰，语言表达准确。影响大脑功能活动的疾病会引起不同程度的意识改变，根据意识障碍的程度可分为嗜睡、意识模糊、昏睡和昏迷四种。①嗜睡，是一种病理性倦睡，患者陷入持续的睡眠状态，可被唤醒，并能正确回答和做出各种反应，但当刺激去除后很快入睡；②意识模糊，是意识水平轻度下降，较嗜睡为深的一种意识障碍，患者能保持简单的精神活动，但对时间、地点、人物的定向能力发生障碍；③昏睡，是接近人事不省的意识状态，患者处于熟睡状态，不易被唤醒，在强烈刺激下可被唤醒，但很快又再入睡，醒时答话含糊或答非所问。④昏迷，是严重的意识障碍，表现为意识持续的中断或完全丧失。

（四）面容与表情

健康人一般面色红润、表情自然，患病后可出现某些病态表现，其中面容与表情常反映患者的精神状态与病情发展程度。

（五）体位

常见的体位有自主体位、被动体位和强迫体位。①自主体位：身体活动自如，不受限制；②被动体位：患者不能自己调整或变换身体的位置；③强迫体位：被检者为减轻痛苦，被迫采取某种特殊的体位。

（六）姿势与步态

健康人躯干端正，动作自如，步态稳健。发生疾患时，可引起人出现异常的姿势和步

态。常见典型异常步态有:蹒跚步态、醉酒步态、共济失调步态、慌张步态、跨阈步态、剪刀步态、间歇性跛行等。

结果记录

姓名		性别	
年龄		身高	
体重		BMI	
意识状态		体位	
面容与表情			
姿势与步态			

三、操作考核内容及评价

血压测量操作考核内容及评价

项目	内容	完成情况		
准备工作	操作者:衣帽整洁,洗手、剪指甲,了解被检者病史	□优秀	□良好	□未完成
	环境:环境安静,温度适宜,光线明暗适中	□优秀	□良好	□未完成
	物品:准备齐全,摆放整齐,功能完好	□优秀	□良好	□未完成
操作步骤	(1)测量前向被检者交代操作目的,取得配合	□优秀	□良好	□未完成
	(2)了解被检者半小时内是否饮用咖啡、是否吸烟,嘱被检者排空膀胱,在安静环境中休息5~10分钟	□优秀	□良好	□未完成
	(3)嘱被检者取坐位或者仰卧位,脱去衣袖,将肘部置于与心脏同高处	□优秀	□良好	□未完成
	(4)打开血压计,读数归于0点	□优秀	□良好	□未完成
	(5)将袖带缠于被检者上臂,下缘位于肘窝以上2~3 cm,松紧以能放进一个手指为宜	□优秀	□良好	□未完成
	(6)在被检者肘窝偏尺侧1~2 cm处可触及肱动脉搏动,将听诊器体件置于肱动脉表面	□优秀	□良好	□未完成
	(7)向袖带内充气,边充气边听诊,肱动脉搏动音消失后继续充气,使水银柱升高20~30 mmHg,缓慢放气。听到第一声声响的数值为收缩压,声音消失时的数值为舒张压	□优秀	□良好	□未完成
	(8)同样方法重复测量一次,两次测量之间应间歇1分钟	□优秀	□良好	□未完成
	(9)松开袖带,帮助被检者整理衣物,整理血压计	□优秀	□良好	□未完成
	(10)与被检者沟通血压测量结果	□优秀	□良好	□未完成

续表

项目	内容	完成情况		
操作评价	(1)熟悉注意事项,无不良事件发生	□优秀	□良好	□未完成
	(2)操作熟练,动作规范,汇报结果清晰正确	□优秀	□良好	□未完成
	(3)体现人文关怀,关心爱护被检者,沟通顺畅	□优秀	□良好	□未完成
总体评价		□优秀	□良好	□未完成

自我检测

1. 常见的热型有哪些?

2. 某肾病患者长期用药治疗,经检查发现其面部饱满,皮肤发红,伴痤疮,该患者面容属(　　)

A. 肾病面容　　　　B. 满月面容　　　　C. 甲亢面容

D. 急性病容　　　　E. 苦笑面容

任务二　皮肤与淋巴结检查

实训目标

知识目标	掌握	蜘蛛痣、皮肤弹性、水肿的检查	☆☆☆
		淋巴结检查的方法、顺序	☆☆☆
	熟悉	皮肤检查的内容	☆☆
		正常淋巴结的体格检查表现	☆☆
素质目标		体会与被检者的沟通技巧	☆☆☆
		以仁爱之心对待每位被检者	☆☆

实训内容

(1)观看蜘蛛痣、皮肤弹性、水肿、淋巴结检查的教学视频。

(2)教师重点讲解淋巴结检查的内容、顺序、操作手法并进行示范操作。

(3)角色扮演:每2名或3名同学为一组,按指定项目的要求,由1名同学扮演被检查对象,其余学生依次扮演医生,交替练习检查内容。

（4）实训指导教师巡回指导。

（5）结束后学生如实记录检查内容和结果。

实训物品

检查床、棉签。

皮肤检查

实训操作

一、皮肤

皮肤检查应在自然光线下进行,除检查外露皮肤,还应检查躯干皮肤和口腔黏膜,通过视诊和触诊得到正确的诊断。检查内容包括皮肤的颜色、弹性、湿度、皮疹、脱屑、皮下出血、蜘蛛痣与肝掌、水肿、皮下结节、瘢痕、毛发等。

（一）皮肤颜色

通过视诊判断皮肤有无苍白、发红、发绀、黄疸、色素沉着及脱失等。

（二）皮肤弹性

皮肤弹性与年龄、营养状态、皮下脂肪及组织间隙所含液体量有关。检查者用示指及拇指捏起手背内侧或上臂内侧的皮肤。松手后皮肤褶皱能很快平复,称为皮肤弹性良好。褶皱平复缓慢称为弹性减弱,见于严重脱水、长期消耗性疾病、老年人等。

（三）皮肤湿度

皮肤湿度由汗腺和皮脂腺调节,通过触诊可判断皮肤湿度是否正常,如在病理状态下,出汗可表现为增多、减少或无汗。

（四）皮疹

皮疹检查时,注意判断皮疹部位、出疹顺序、分布、大小、形状、颜色、压之是否褪色,皮疹表面平坦或隆起,有无瘙痒或脱屑等。

（五）皮肤脱屑

正常皮肤表层不断角化和更新,可有少量脱屑,一般不易察觉。当出现大量的皮肤脱屑时,具有诊断意义。

（六）皮下出血

通过视诊和触诊判断及鉴别皮下出血,可分为瘀点、紫癜、瘀斑与血肿。瘀点与皮疹、小红痣的鉴别:皮疹受压时可褪色或消失,瘀点和小红痣受压后不褪色,而小红痣触诊时可感到稍高于皮肤表面。

（七）蜘蛛痣与肝掌

蜘蛛痣是皮肤小动脉末端分支性扩张所形成的血管痣，形似蜘蛛，多出现在上腔静脉分布的区域内。识别方法是用棉签等物品压迫中心部，辐射状分支血管消失，压力除去后即恢复。慢性肝病被检者视诊时可见手掌大、小鱼际处发红，加压后褪色，称为肝掌。

（八）水肿

水肿的检查应以视诊和触诊相结合。凹陷性水肿局部受压后可出现凹陷，黏液性水肿尽管组织肿胀明显，但受压后并无组织凹陷。

（九）溃疡

检查溃疡时需注意其数目、部位、大小、形状、边缘、深度和表面分泌物的情况。

（十）瘢痕

通过视诊判断有无结缔组织增生形成的斑块。

（十一）皮下结节

正常人皮肤无结节。检查结节时需注意其数目、部位、大小、硬度、活动度、有无压痛等。

（十二）毛发

检查毛发时要注意其分布、疏密和色泽。

结果记录

检查内容	症状描述	临床意义
皮肤颜色	□正常　□苍白　□发红　□发绀　□黄染 □色素沉着　□色素脱失　其他_____	
皮肤弹性	□正常　□减弱	
湿度与出汗		
皮疹		
皮肤脱屑		
皮下出血		
蜘蛛痣与掌肝	□蜘蛛痣　□肝掌	
水肿		
溃疡		
瘢痕		
皮下结节		
毛发		

二、淋巴结的检查方法

淋巴结分布于全身,但查体时只能检查身体各部的浅表淋巴结。正常浅表淋巴结直径多在 0.2～0.5 cm,与周围组织无粘连,质地柔软,表面光滑,无压痛,不易触及。

(一)检查内容

淋巴结检查主要包括视诊和触诊。检查内容包括淋巴结的部位、大小、数目、硬度、压痛、活动度、有无粘连,局部皮肤有无红肿、瘢痕、瘘管等。同时注意寻找引起淋巴结肿大的原发病灶。

(二)触诊手法

触诊是淋巴结检查的主要方法。检查者将示指、中指、环指三指并拢,其指腹平放于被检查部位的皮肤上进行滑动,由浅入深触诊。滑动的方式应取相互垂直的多个方向或转动式滑动,这有助于淋巴结与肌肉和血管结节的鉴别。

(三)触诊顺序及方法

淋巴结检查按照从上到下的顺序进行触诊,即:头颈部→上肢→下肢。头颈部淋巴结检查顺序为:耳前→耳后→枕部→颌下→颏下→颈前→颈后→锁骨上淋巴结。上肢淋巴结检查包括腋窝淋巴结检查和滑车上淋巴结检查。腋窝淋巴结检查按照腋尖群→中央群→胸肌群→肩胛下群→外侧群的顺序进行。下肢淋巴结检查包括腹股沟淋巴结检查和腘窝淋巴结检查。

1. 头颈部淋巴结检查

(1)向被检者交代操作目的,取得配合。

(2)被检者取坐位,检查者洗净双手,立于被检者面前,搓热双手。

(3)检查者双手滑动触诊被检者耳前淋巴结、耳后淋巴结。

头颈部淋巴结检查

(4)被检者稍低头,检查者右手触诊枕骨下区的枕部淋巴结。

(5)检查者用左手扶住被检者头部,使头倾向左前下方,用右手指触诊左颌下淋巴结,之后用同样方法触诊对侧。

(6)检查者右手移至颏下,触诊颏下淋巴结。

(7)检查者头部还原,用指腹在颈前三角区沿胸锁乳突肌前缘触诊颈前淋巴结。

(8)检查者用双手指腹在被检者颈后三角区,沿斜方肌前缘和胸锁乳突肌后缘触诊颈后淋巴结。

(9)嘱被检者耸肩,检查者用双手触诊锁骨上淋巴结。

(10)汇报、记录检查结果。

2. 腋窝淋巴结检查

（1）向被检者交代操作目的，取得配合。

（2）被检者取坐位，检查者洗净双手，立于被检者面前，搓热双手，协助被检者暴露腋窝部位。

腋窝淋巴结检查

（3）检查左侧腋窝淋巴结时，检查者以左手握住被检者左手，使手臂稍外展，右手四指并拢，按照腋尖群→中央群→胸肌群→肩胛下群→外侧群的顺序进行触诊。

（4）检查右侧腋窝淋巴结时，应用左手触诊。

（5）帮助被检者整理衣物，汇报、记录检查结果。

3. 滑车上淋巴结检查

（1）向被检者交代操作目的，取得配合。

（2）被检者取坐位，检查者洗净双手，立于被检者侧前方。

滑车上淋巴结检查

（3）检查左侧滑车上淋巴结时，检查者以左手托住被检者左前臂，用右手示指、中指、环指三指在肱骨内上髁上方肱二头肌、肱三头肌之间的沟内进行滑动触诊。

（4）检查右侧滑车上淋巴结时，用左手触诊。

（5）汇报、记录检查结果。

4. 腹股沟淋巴结检查

（1）向被检者交代操作目的，取得配合。

（2）被检者取仰卧位，双下肢伸直，充分暴露腹股沟区域，检查者洗净双手，立于被检者右侧。

腹股沟淋巴结检查

（3）检查者以右手示指、中指、环指三指触及腹股沟，由浅入深进行滑动触诊。

（4）先触诊腹股沟韧带下方的水平组淋巴结，再触诊沿大隐静脉分布的垂直组淋巴结。

（5）左、右侧腹股沟淋巴对比触诊。

（6）帮助被检者整理衣物，汇报、记录检查结果。

三、操作考核内容及评价

腋窝淋巴结检查操作考核内容及评价

项目	内容	完成情况
准备工作	操作者：衣帽整洁，洗手、剪指甲，了解被检者病史	□优秀　□良好　□未完成
	环境：环境安静，温度适宜，光线明暗适中	□优秀　□良好　□未完成

续表

项目	内容	完成情况
操作步骤	(1)向被检者交代操作目的,取得配合	□优秀　□良好　□未完成
	(2)被检者取坐位,检查者立于被检者面前,搓热双手,协助被检者暴露腋窝部位	□优秀　□良好　□未完成
	(3)检查患者左侧腋窝淋巴结时,检查者应以左手握住被检者左手,使手臂稍外展,右手四指并拢,按照腋尖群→中央群→胸肌群→肩胛下群→外侧群的顺序进行触诊(注意触诊手法与顺序)	□优秀　□良好　□未完成
	(4)用左手以同样方法检查右侧腋窝淋巴结	□优秀　□良好　□未完成
	(5)帮被检者整理衣物,汇报、记录检查结果	□优秀　□良好　□未完成
操作评价	(1)检查者仪态自然大方	□优秀　□良好　□未完成
	(2)操作熟练,动作规范,汇报结果清晰正确	□优秀　□良好　□未完成
	(3)体现人文关怀,关心、爱护被检者,沟通顺畅	□优秀　□良好　□未完成
总体评价		□优秀　□良好　□未完成

自我检测

1. 请解释蜘蛛痣的概念及其临床意义。
2. 请简述正常淋巴结的特点。
3. 请说明局部淋巴结肿大的临床意义。

课外阅读

血压计的发明历程回顾

在现代医疗当中,血压计是一种非常普遍的检查仪器,但血压计的诞生与改进,却经历了一个漫长的过程,是科学家们经过不断地探索与改进,才有了现今种类繁多、准确易用的血压计。

很早以前,人们没有血压的概念。1628年,英国科学家威廉·哈维注意到当动脉被割破时,血液就会像被压力驱动一般喷涌而出。通过触摸脉搏的跳动,能够感受血压。第一次有人测量血压,是在1733年,一位叫海耶斯的牧师,首次测量了动物的血压。直到1835年,尤利乌斯·埃里松发明了第一个血压计,才使得医生在不切开动脉的情况下,第一次对人进行血压测量。这个血压计能将脉搏的搏动传递给一个狭窄的水银柱,当脉搏搏动时,水银会相应地上下跳动。但是这个最初版的血压计,因为制作简单,使用起来并不方便,且读数也不是很准确。现在医生所使用的血压计,是意大利科学家希皮奥内·里瓦罗奇在 1896 年发明的。这种血压计有一个能充气的袖带,用于阻断血液的流动,医生在用听诊器听脉搏跳动的时候,还能同时读出刻表上的血压数。现代电子血压计则更加方便、准确,已经能取代水银血压计了。

血压计的每一次改进,都是发现问题、分析问题、解决问题的过程,是无数次勇于创新和不放弃的过程。在遇到实际问题时,只有敢于解放思想,勇于创新,才能破除思维局限,有所创新。

项目二

头颈部检查

任务一 眼的检查

实训目标

知识目标	掌握	瞳孔的大小与形状,对光反射(直接、间接)、集合反射检查方法	☆☆☆
	熟悉	眼睑、巩膜、结膜、角膜、眼球检查,调节反射	☆☆
		眼的检查正常表现及异常表现的临床意义	☆☆
素质目标		体会与被检者的沟通技巧	☆☆

实训内容

(1)观看眼的检查教学视频。

(2)教师重点讲解和示范对光反射(直接、间接)、调节反射、集合反射的检查方法。

(3)分组练习:每2名或3名同学为一组,按指定项目的要求,由1名同学扮演被检查对象,其余同学轮番扮演医生,交替练习检查内容。

(4)实训指导教师巡回指导。

(5)结束后学生如实记录检查内容和结果。

实训物品

手电筒、直尺。

实训操作

眼的检查方法以视诊为主,辅以触诊。检查内容包括眉毛、眼睑、结膜、巩膜、角膜、虹膜、瞳孔、眼球、视力、色觉及眼底检查。本次学习任务以眼的外部结构检查为主。

一、眉毛

通过视诊观察眉毛有无过于稀疏或脱落。

二、眼睑

通过视诊观察眼睑有无水肿、倒睫、下垂、闭合障碍等,注意双侧睑裂有无变化及是否对称。

三、眼前节

(一)结膜

检查结膜有无充血、水肿、苍白、出血、滤泡等。检查睑结膜和穹隆结膜时,必须将眼睑翻转。翻转上睑时,检查者用右手查被检者左眼(左手查右眼),用示指和拇指捏住被检者的上眼睑中外1/3交界处的边缘,嘱其向下看,此时轻轻向前下方牵拉,然后示指向下压迫睑板上缘,并与拇指配合将睑缘向上捻转,即可将眼睑翻开(图2-1-1)。检查下睑时,嘱被检者上视,检查者将双侧大拇指分别压于被检者左、右眼睑的下方,并稍向下轻拉,即可显露下睑结膜(图2-1-2)。

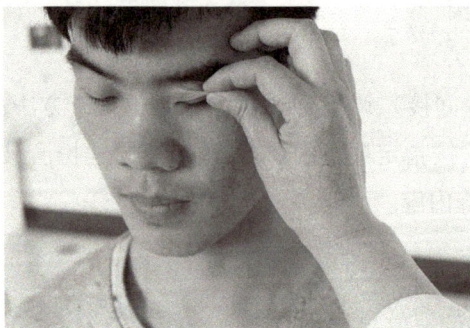

图2-1-1　上睑结膜检查

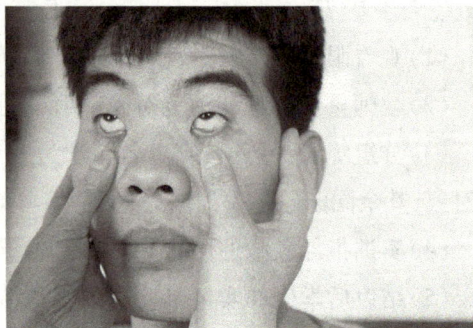

图2-1-2　下睑结膜检查

(二)巩膜

正常巩膜为不透明状,呈瓷白色。巩膜检查时应注意巩膜有无黄染,如发现黄染,应注意观察黄染是否呈均匀性分布。

(三)角膜

检查角膜时用笔形手电筒由角膜斜方照射进行视诊,观察角膜光泽、透明度,有无云翳、白斑、溃疡、软化及新生血管。角膜反射检查方法:嘱被检者注视前内方向,检查者以细棉丝从被检者外侧轻触角膜(注意要避开睫毛),观察有无瞬目动作。如有,则说明角膜反射存在;反之,则说明角膜反射消失。

(四)虹膜与瞳孔

虹膜是眼球葡萄膜的最前部分,中央的圆形孔洞即瞳孔。虹膜检查时注意观察其颜色、形状、纹理及清晰度。瞳孔的检查包括瞳孔大小、形状及两侧是否等大、等圆。

检查内容与方法

(1)瞳孔的形状和大小:在一般光线下,正常瞳孔直径为 3 ~ 4 mm,两侧等大、等圆。小于 2 mm 为瞳孔缩小,大于 6 mm 为瞳孔散大。检查时,嘱被检者正视前方,检查者用直尺测量被检者双眼瞳孔直径。

(2)对光反射:用笔形手电筒从斜方照入瞳孔,观察瞳孔缩小情况。当光源照射受检瞳孔时,瞳孔缩小,移去光源后,瞳孔迅速复原,称直接对光反射;当光源照射一侧瞳孔时,对侧未照射瞳孔也立即缩小,称为间接对光反射。检查结果以瞳孔反射灵敏、迟钝、消失记录。

(3)调节反射和集合反射:嘱被检者注视检查者 1 m 外的示指,然后检查者迅速将示指移近至距眼球 10 cm 左右处。正常反应是双侧瞳孔缩小,称为调节反射。重复上述检查,但是示指缓慢移近,此时,双侧眼球同时向内聚合,称为集合反射。

结果记录

检查项目	检查结果
瞳孔形状与大小	
对光反射	
调节反射	
集合反射	

四、眼球

1.眼球外形　注意眼球外形有无凹陷、突出。

2.眼球运动　固定头位,将手指置于被检者前方 30 ~ 40 cm 处,检查者以示指为目标让被检者按左→左上→左下→右→右上→右下的顺序从 6 个方向凝视。

3.眼球震颤　固定头位,将手指置于被检者前方 30 ~ 40 cm 处,让被检者眼球随检查者手指所示方向(垂直、水平)运动数次,观察眼球是否出现一系列有规律的快速往返运动。双侧眼球出现细小、有规律地往复摆动称为震颤。

三、操作考核内容及评价

眼的检查操作考核内容及评价

（含外眼检查、瞳孔、对光反射、调节反射、集合反射）

项目	内容	完成情况		
准备工作	操作者：衣帽整洁，洗手、剪指甲，了解被检者病史	□优秀	□良好	□未完成
	环境：环境安静，温度适宜，光线明暗适中	□优秀	□良好	□未完成
	物品：准备齐全，摆放整齐，功能完好	□优秀	□良好	□未完成
操作步骤	(1)检查前向被检查者交代操作目的，取得配合	□优秀	□良好	□未完成
	(2)眼睑：观察眼睑有无水肿、倒睫、下垂、闭合障碍，双侧是否对称	□优秀	□良好	□未完成
	(3)巩膜：观察巩膜有无黄染	□优秀	□良好	□未完成
	(4)结膜：检查结膜有无充血、水肿、苍白、出血、滤泡等。检查睑结膜和穹隆结膜时，翻转眼睑	□优秀	□良好	□未完成
	(5)眼球运动：固定头位，检查者将手指置于被检者前方30~40 cm处，让被检者按左→左上→左下→右→右上→右下的顺序向6个方向凝视，观察眼球运动情况	□优秀	□良好	□未完成
	(6)瞳孔大小与形状：一般光线下观察双侧瞳孔	□优秀	□良好	□未完成
	(7)对光反射：用笔形手电筒从斜方照入瞳孔，观察瞳孔缩小情况，包括直接对光反射和间接对光反射	□优秀	□良好	□未完成
	(8)调节反射与集合反射：嘱被检者注视检查者1m外的示指，然后检查者迅速将示指移近至距眼球10cm左右处，双侧瞳孔缩小，称为调节反射。重复上述检查，但示指缓慢移动，双侧眼球向内聚合，称为集合反射	□优秀	□良好	□未完成
	(9)与被检者沟通检查结果	□优秀	□良好	□未完成
操作评价	(1)熟悉注意事项，无不良事件发生	□优秀	□良好	□未完成
	(2)操作熟练，动作规范，汇报结果清晰正确	□优秀	□良好	□未完成
	(3)体现人文关怀，关心爱护被检者，沟通顺畅	□优秀	□良好	□未完成
总体评价		□优秀	□良好	□未完成

自我检测

1.单侧眼睑闭合障碍见于(　　)

A.面神经麻痹　　　B.甲状腺功能亢进　　　C.沙眼

D.重症肌无力　　　E.流行性乙型脑炎

2.意识障碍伴瞳孔缩小见于(　　)

A.颠茄类中毒　　　B.有机磷农药中毒　　　C.酒精中毒

D.氰化物中毒　　　E.癫痫

任务二　口的检查

实训目标

知识目标	掌握	扁桃体的检查方法和内容	☆☆☆
		扁桃体肿大分度	☆☆☆
	熟悉	口唇阳性体征的临床意义	☆☆
		舌形态改变的临床意义	☆☆
素质目标		养成精益求精的实践态度	☆☆☆
		语言、动作轻柔,体现仁爱之心	☆☆

实训内容

(1)观看口的检查教学视频。

(2)教师重点讲解和示范扁桃体的检查方法。

(3)分组练习:每2名或3名同学为一组,按指定项目的要求,由1名同学扮演被检查对象,其余同学轮番扮演医生,交替练习检查内容。

(4)实训指导教师巡回指导。

(5)结束后学生如实记录检查内容和结果。

实训物品

手电筒、压舌板、棉签。

实训操作

口的检查以视诊为主,检查内容包括口唇、口腔内器官和组织、咽和扁桃体、喉的检查,嗅诊可检查口腔气味。

一、口唇

视诊时应注意口唇颜色是否正常,有无疱疹、唇裂、皲裂、口角糜烂、白斑、肥厚增大等。

二、口腔内器官和组织

(一)口腔黏膜

口腔黏膜的检查应在充分的自然光线下进行,也可用手电筒照明,检查口底黏膜和舌底部时,让被检者舌头上翘触及硬腭。注意观察口腔黏膜色泽是否正常,有无出血点、斑点、溃疡等。

(二)牙齿

注意牙的色泽和形状,有无龋齿、残根、缺齿、义齿及排列、咬合关系等。如发现牙齿疾病,应标明所在部位。

(三)牙龈

正常牙龈呈粉红色,质地坚韧且与牙颈部紧密贴合,压迫牙龈后无出血及溢脓。检查时注意牙龈颜色,有无出血、溢脓、水肿、增生、萎缩等。

(四)舌

注意观察舌的颜色,舌的位置与运动,舌苔厚薄与颜色。特征性的舌改变有干燥舌、舌体增大、地图舌、裂纹舌、草莓舌、牛肉舌、镜面舌、毛舌、震颤、伸舌偏斜等。

(五)咽部及扁桃体

咽部及扁桃体主要检查口咽与扁桃体,注意有无出血、水肿、溃疡及渗出物等。

检查方法 被检者取坐位,头略后仰,张口并发"啊"的声音。此时检查者用压舌板在舌的前 2/3 与后 1/3 交界处迅速下压,在照明的配合下,可见软腭、悬雍垂、舌腭弓、扁桃体、咽腭弓及咽后壁。扁桃体肿大分为Ⅲ度:Ⅰ度,不超过咽腭弓;Ⅱ度,超过咽腭弓,未达到咽中线;Ⅲ度,达到或超过咽中线。

咽与扁桃体检查

📑 结果记录

检查项目	检查结果
口咽	
扁桃体	

三、操作考核内容及评价

咽与扁桃体检查操作考核内容及评价

项目	内容	完成情况		
准备工作	操作者:衣帽整洁,洗手、剪指甲,了解被检者病史	□优秀	□良好	□未完成
	环境:环境安静,温度适宜,光线明暗适中	□优秀	□良好	□未完成
	物品:准备齐全,摆放整齐,功能完好	□优秀	□良好	□未完成
操作步骤	(1)检查前向被检查者交代操作目的,取得配合	□优秀	□良好	□未完成
	(2)被检者取坐位,检查者立于被检者面前	□优秀	□良好	□未完成
	(3)被检者张口并发"啊"音,检查者用压舌板在舌的前2/3与后1/3交界处迅速下压	□优秀	□良好	□未完成
	(4)在照明的配合下,观察软腭、悬雍垂、舌腭弓、扁桃体、咽腭弓及咽后壁,注意有无出血、水肿、溃疡、渗出物等	□优秀	□良好	□未完成
	(5)观察扁桃体有无红肿,判断扁桃体肿大的程度,观察其分泌物颜色、性状,有无苔片状假膜(口述)	□优秀	□良好	□未完成
	(6)正确描述扁桃体肿大分度(口述)	□优秀	□良好	□未完成
	(7)与被检者沟通检查结果	□优秀	□良好	□未完成
操作评价	(1)熟悉注意事项,无不良事件发生	□优秀	□良好	□未完成
	(2)操作熟练,动作规范,汇报结果清晰正确	□优秀	□良好	□未完成
	(3)体现人文关怀,关心爱护被检者,沟通顺畅	□优秀	□良好	□未完成
总体评价		□优秀	□良好	□未完成

自我检测

1. 请简述扁桃体肿大的分度。

2. 急性咽炎时,咽部检查可见的体征是(　　　)

A. 咽部黏膜充血、水肿　　　　B. 咽及扁桃体表面有灰白色疱疹及浅表溃疡

C. 扁桃体肿大　　　　D. 扁桃体黄色脓性分泌物

任务三　颈部检查

实训目标

知识目标	掌握	甲状腺的检查方法和内容	☆☆☆
	熟悉	颈部血管、气管的检查方法和内容	☆☆
		甲状腺肿大的分度	☆☆
素质目标		体会临床思维模式	☆☆

实训内容

（1）观看颈部检查的教学视频。

（2）教师重点讲解和示范甲状腺的检查方法。

（3）分组练习：每2名或3名同学为一组，按指定项目要求，由1名同学扮演被检查对象，其余同学轮番扮演医生，交替练习检查内容。

（4）实训指导教师巡回指导。

（5）结束后学生如实记录检查内容和结果。

（6）小组讨论甲状腺检查出现异常体征时，如何解释其临床意义，初步体会临床思维方式。

实训物品

检查床、听诊器。

实训操作

颈部检查包括颈部外形、姿势与运动、血管、甲状腺、气管及有无包块等。检查时尽可能使被检者采取坐位。松解颈部衣扣，充分暴露颈部和肩部。

一、颈部外形及运动

正常颈部左右对称，活动自如。

二、颈部血管

(一)颈静脉检查

颈部血管检查

检查颈静脉时,被检者取坐位或者半坐位,身体呈45°,观察颈静脉有无充盈或怒张。正常人立位或坐位时,颈静脉常不显露,平卧时可见轻度充盈。

(二)颈动脉检查

(1)检查颈动脉搏动时,被检者取坐位或者卧位。

(2)视诊有无颈动脉搏动。

(3)触诊颈动脉:检查者以示指、中指置于甲状软骨水平胸锁乳突肌内侧,触摸颈动脉搏动,比较两侧颈动脉搏动有无差别。注意两侧不能同时触摸。

(三)颈部血管杂音检查

被检者取坐位,用钟型听诊器听诊,如在颈部大血管区域听到血管杂音,常提示血管狭窄。

三、甲状腺

甲状腺检查

甲状腺肿大分三度,Ⅰ度,不能看出肿大但能触及者;Ⅱ度,能看到肿大又能触及,但在胸锁乳突肌以内者;Ⅲ度,超过胸锁乳突肌外缘者。甲状腺检查方法与步骤如下。

(1)视诊:观察甲状腺的大小、形态、两侧是否对称。检查时嘱被检者做吞咽动作,可见甲状腺随吞咽动作上下移动。

(2)峡部触诊:①被检者取坐位,检查者站在被检者面前时,用拇指从胸骨上切迹向上触摸气管前软组织,嘱被检者做吞咽动作,重复检查。②被检者取坐位,检查者站在被检者后面时,用示指操作检查。

(3)侧叶触诊:①被检者取坐位,检查者站在被检者前面时,用拇指轻推甲状软骨,将气管推向对侧,另一手示指、中指在对侧胸锁乳突肌后缘向前推挤甲状腺侧叶,拇指在胸锁乳突肌前缘进行触诊。配合吞咽动作,重复检查。判断甲状腺大小、有无结节和震颤。同样方法检查对侧。②被检者取坐位,检查者站在被检者后面时,用示指、中指轻推甲状软骨,将气管推向对侧,另一手拇指在对侧胸锁乳突肌后缘向前推挤甲状腺侧叶,示指、中指在胸锁乳突肌前缘触诊。配合吞咽动作,重复检查。两侧均要检查。

(4)听诊:用钟型听诊器置于肿大的甲状腺上进行听诊,注意有无血管杂音,两侧均需检查。

四、气管

被检者取坐位或仰卧位,颈部呈自然直立状态、两肩同高,检查者用右手中指沿胸骨上切迹向上触摸气管,示指与无名指分别在左、右两侧胸锁关节处,看中指是否与其他两指等距离,或用中指触摸气管,观察中指与两侧胸锁乳突肌所构成间隙的大小,以判断气管是否移位(图2-3-1)。

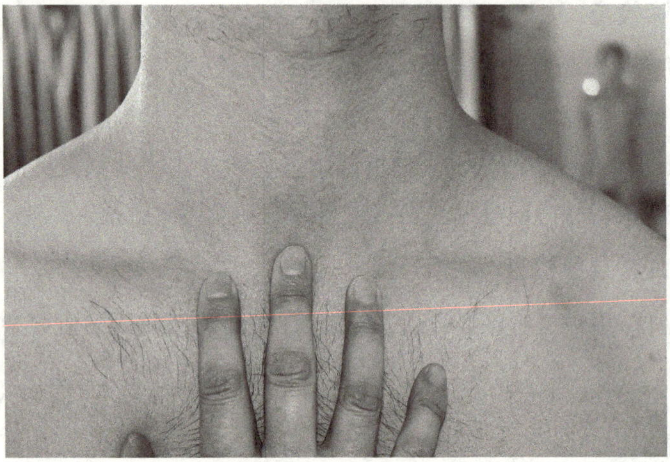

图2-3-1 气管检查

五、操作考核内容及评价

甲状腺检查操作考核内容及评价

项目	内容	完成情况		
准备工作	操作者:衣帽整洁,洗手、剪指甲,了解被检者病史	□优秀	□良好	□未完成
	环境:环境安静,温度适宜,光线明暗适中	□优秀	□良好	□未完成
	物品:准备齐全,摆放整齐,功能完好	□优秀	□良好	□未完成
操作步骤	(1)检查前向被检查者交代操作目的,取得配合	□优秀	□良好	□未完成
	(2)峡部触诊:被检者取坐位;①检查者站在被检者前面时,用拇指从胸骨上切迹向上触摸气管前软组织,嘱被检者做吞咽动作,重复检查。②检查者站在被检者后面时,用示指操作检查(①和②任选一种方法)	□优秀	□良好	□未完成

续表

项目	内容	完成情况
操作步骤	(3)侧叶触诊:被检者取坐位。①检查者站在被检者前面时,用拇指轻推甲状软骨,将气管推向对侧,另一手示指、中指在对侧胸锁乳突肌后缘向前推挤甲状腺侧叶,拇指在胸锁乳突肌前缘触诊。配合吞咽动作,重复检查。②检查者站在被检者后面时,用示指、中指轻推甲状软骨,将气管推向对侧,另一手拇指在对侧胸锁乳突肌后缘向前推挤甲状腺侧叶,示指、中指在胸锁乳突肌前缘触诊。配合吞咽动作,重复检查(①和②任选一种方法)	□优秀　□良好　□未完成
	(4)检查过程中口述检查内容,大小、质地、有无结节和震颤	□优秀　□良好　□未完成
	(5)检查对侧	□优秀　□良好　□未完成
	(6)听诊:将钟型听诊器置于肿大的甲状腺上听诊(两侧)	□优秀　□良好　□未完成
	(7)与被检者沟通检查结果	□优秀　□良好　□未完成
操作评价	(1)熟悉注意事项,无不良事件发生	□优秀　□良好　□未完成
	(2)操作熟练,动作规范,汇报结果清晰正确	□优秀　□良好　□未完成
	(3)体现人文关怀,关心爱护被检者,沟通顺畅	□优秀　□良好　□未完成
总体评价		□优秀　□良好　□未完成

自我检测

1. 诊断甲状腺功能亢进最有价值的体征是(　　　　)

A. 甲状腺肿大　　　　　B. 甲状腺质地变硬　　　　C. 甲状腺有震颤或血管杂音

D. 突眼　　　　　　　　E. Graefe 征

2. 简述甲状腺肿大分度。

课外阅读

从"大脖子病"村到幸福新乡村

颈部体格检查时,触及甲状腺肿大,可见于慢性淋巴性甲状腺炎(桥本甲状腺炎)、甲状腺功能亢进、单纯性甲状腺肿、甲状旁腺腺瘤、甲状腺癌等疾病。

老百姓所说的"大脖子病",一般指甲状腺肿。缺碘是导致甲状腺肿大的原因之一。碘是合成甲状腺激素的必需元素,如果碘元素不足,则会引起甲状腺肿大。在建国前,盐是西藏地区的稀缺品,只有达官贵人才能享用,广大贫苦百姓很难吃上盐,更谈不上吃碘盐,再加上营养的极度缺乏,缺碘引起的"大脖子病"在贫苦百姓中不仅高发,而且无法治疗。建国后,党和政府采取一系列预防措施,推广食用碘盐,使得"大脖子病"也基本得到控制。

项目三

胸部检查

任务一 胸部视诊

实训目标

知识目标	掌握	胸部体表标志的标志线、分区及检查方法	☆☆☆
		胸壁、胸廓的检查内容及方法	☆☆☆
	熟悉	呼吸运动的检查方法	☆☆
		胸部视诊的临床意义	☆☆
		胸部体表及呼吸运动的常见异常	☆☆
素质目标		语言、动作轻柔，体现仁爱之心	☆☆

实训内容

（1）观看胸部视诊的教学视频。

（2）教师重点讲解体表标志寻找要点、胸部视诊动作要点，示范操作。

（3）分组练习：每2名或3名同学为一组，按指定项目的要求，由1名同学扮演被检查对象，其余同学轮番扮演医生，交替练习检查内容。

（4）实训指导教师巡回指导。

（5）结束后学生如实记录检查内容和结果。

实训物品

检查床、秒表、软尺。

实训操作

一、胸部体表标志

（一）骨骼标志

1. 胸骨上切迹　位于胸骨柄上方,气管位于切迹正中。

2. 胸骨柄　位于胸骨上端呈六角形的骨块,上部分别与两侧锁骨相连,下部与胸骨体相连。

3. 胸骨角　为胸骨柄与胸骨体交界处向前的突起,也称 Louis 角。双侧与第 2 肋软骨相连。

4. 腹上角　为左右肋弓在胸骨下端汇合所形成的夹角,又称胸骨下角。正常腹上角为 70°～110°。

5. 剑突　为胸骨体下端突出的部分,呈三角形,其底部与胸骨体相连。

6. 肋骨　共 12 对,于背部与胸椎相连,第 1～10 肋骨与相应的肋软骨连接,再与胸骨相连。第 11、12 肋为浮肋,不与胸骨连接。

7. 肋间隙　两个肋骨之间的空隙,用以标记病变水平位置,第 1 肋骨与第 2 肋骨之间的间隙为第 1 肋间隙,其余依此类推。

8. 肩胛骨　位于胸后壁第 2～8 肋骨之间,肩胛骨的最下端有肩胛下角,双上肢自然下垂时,肩胛下角为第 7 或第 8 肋水平标志,或相当于第 8 胸椎的水平。

9. 脊柱棘突　为后正中线的标志,颈部第 7 颈椎棘突最为突出,其下为胸椎起点。

10. 肋脊角　为第 12 肋骨与脊柱构成的夹角,是肾和输尿管上端所在位置。

（二）垂直线

1. 前正中线　即胸骨中线,是通过胸骨正中的垂直线。

2. 锁骨中线　通过锁骨的肩峰端与胸骨端之间中点向下的垂直线。

3. 胸骨线　沿胸骨体最宽处的边缘所作的垂直线。

4. 胸骨旁线　通过胸骨线和锁骨中线之间连线的中点所作的垂直线。

5. 腋前线　通过腋窝前皱襞向下的垂直线。

6. 腋后线　通过腋窝后皱襞向下的垂直线。

7. 腋中线　自腋窝顶端向下的垂直线。

8. 肩胛线　双臂下垂时通过肩胛下角与后正中线平行的垂直线。

9. 后正中线　即脊柱中线。

（三）自然隐窝和解剖区域

1. **腋窝** 为双上肢内侧与胸壁相连的凹陷部。
2. **胸骨上窝** 为胸骨柄上方的凹陷部,气管位于其后。
3. **锁骨上窝** 为锁骨上方的凹陷,相当于两肺上叶肺尖的上部。
4. **锁骨下窝** 为锁骨下方的凹陷,下界为第3肋骨下缘。
5. **肩胛上区** 为肩胛冈以上的区域,其外上界为斜方肌上缘。
6. **肩胛下区** 为肩胛下角连线与第12胸椎水平线之间的区域。
7. **肩胛间区** 为两肩胛骨内缘之间的区域,后正中线将此区分为左右两部。

二、胸部视诊

胸部视诊

（一）胸壁视诊

被检者取坐位或仰卧位,充分暴露前胸和背部,检查者站在被检者前面或者右侧,主要观察有无皮疹、蜘蛛痣以及胸壁静脉有无充盈、曲张。

（二）胸廓视诊

被检者取坐位或仰卧位,充分暴露前胸和背部。检查者站在被检者前面或者右侧,观察被检者胸廓形态、是否对称、有无畸形、局部有无隆起或凹陷。正常人胸廓双侧大致对称,呈椭圆形。胸廓前后径与左右径之比约为 1:1.5。常见胸廓畸形有桶状胸、扁平胸、佝偻病胸、胸廓一侧变形、胸廓局部隆起、脊柱畸形所致胸廓变形等。

📝 **结果记录**

检查项目	检查内容	检查结果
胸壁视诊		
胸廓视诊		

三、呼吸运动

检查内容及方法 呼吸运动检查时,被检者取坐位或仰卧位,充分暴露前胸部,检查者站在被检者前面或右侧。注意观察被检者呼吸运动类型、呼吸频率、呼吸节律以及两侧呼吸运动是否对称等。正常成年女性呼吸多以胸式呼吸为主,正常成年男性及儿童多以腹式呼吸为主。正常成人的呼吸频率为 16~20 次/分,呼吸节律均匀而整齐。

📋 结果记录

检查内容	检查结果
呼吸运动类型	
呼吸频率	
呼吸节律	
两侧呼吸运动是否对称	

四、操作考核内容及评价

胸部视诊检查操作考核内容及评价

项目	内容	完成情况		
准备工作	操作者:衣帽整洁,戴好口罩,了解被检者病史	□优秀	□良好	□未完成
	环境:室内安静,温度适宜,光线明暗适中,注意隐私保护	□优秀	□良好	□未完成
	物品:准备齐全,摆放整齐,功能完好	□优秀	□良好	□未完成
操作步骤	(1)检查前向被检查者交代操作目的,取得配合	□优秀	□良好	□未完成
	(2)胸壁视诊:①被检查者取坐位或仰卧位,充分暴露前胸部,检查者立于被检者前面或右侧。②观察胸壁有无皮疹、瘢痕、蜘蛛痣、胸壁静脉有无充盈或曲张	□优秀	□良好	□未完成
	(3)胸廓视诊:①观察被检查者胸廓形态、是否对称、有无畸形、局部有无隆起或凹陷。②注意有无桶状胸、扁平胸、佝偻病胸、胸廓一侧变形、胸廓局部隆起、脊柱畸形所致胸廓变形等	□优秀	□良好	□未完成
	(4)呼吸运动:①观察被检查者呼吸运动类型,呼吸运动有无增强或减弱。②观察被检查者呼吸频率、呼吸节律以及两侧呼吸运动是否对称等,计数呼吸次数(时间至少30秒)	□优秀	□良好	□未完成
	(5)与被检者沟通检查结果	□优秀	□良好	□未完成
操作评价	(1)熟悉注意事项,无不良事件发生	□优秀	□良好	□未完成
	(2)操作熟练,动作规范,汇报结果清晰正确	□优秀	□良好	□未完成
	(3)体现人文关怀,关心爱护被检者,沟通顺畅	□优秀	□良好	□未完成
总体评价		□优秀	□良好	□未完成

🔻 自我检测

1. 简述胸骨角定位的临床意义。

2. 简述胸廓常见的畸形及临床意义。

任务二　胸部触诊

实训目标

知识目标	掌握	胸廓扩张度、语音震颤、胸膜摩擦感的检查方法	☆☆☆
		胸部触诊检查手法	☆☆
	熟悉	胸部触诊检查的正常体征及常见异常的临床意义	☆☆
素质目标		在语言、态度、动作中体现人文关怀	☆☆

实训内容

（1）观看胸部触诊检查的教学视频。

（2）教师重点讲解胸部触诊检查要点、易错点并进行示范操作。

（3）分组练习：每2名或3名同学为一组，按指定项目的要求，由1名同学扮演被检查对象，其余同学轮番扮演医生，交替练习检查内容。

（4）实训指导教师巡回指导。

（5）结束后学生如实记录检查内容和结果。

实训物品

检查床。

实训操作

一、胸廓扩张度

1. 前胸廓扩张度检查　检查者将双手掌平放于被检者前胸廓下部两侧，双手拇指尖在前正中线两侧对称部位指向剑突。配合被检者的深呼吸运动，观察比较两手动度是否一致。

胸部触诊

2. 后胸廓扩张度检查　检查者将双手掌平放于被检者背部（约与第10肋骨水平），双手拇指与背部正中线平行，并将两侧皮肤向背部正中线轻推。配合被检者的深呼吸运动，观察比较两手动度是否一致。若出现一侧胸廓扩张受限，多提示有大量胸腔积液、气胸、胸膜增厚和肺不张等情况。

二、语音震颤

检查者将双手掌或手掌尺侧缘（小鱼际）平放于被检者前、后胸壁两侧的对称部位。嘱被检者发同等强度"yi"的长音。两手交替对比，注意感受语音有无单侧、双侧或局部的增强、减弱或消失。语音震颤的检查顺序为：由前胸到后背，自上而下，从内到外两侧交叉进行。

语音震颤减弱或消失主要见于：①肺泡内含气量过多，如慢性阻塞性肺疾病；②支气管阻塞，如阻塞性肺不张；③大量胸腔积液或气胸；④胸膜显著增厚、粘连；⑤胸壁皮下气肿。

语音震颤增强主要见于：①肺实变；②压缩性肺不张；③肺内巨大空腔。

三、胸膜摩擦感

检查者将双手掌平放于被检者前胸廓下部两侧或腋中线第5、6肋间，配合被检者深慢呼吸，注意吸气相和呼气相有无如皮革互相摩擦感。如查及摩擦感，嘱被检者屏住呼吸，感受胸部有无摩擦感。如有，则提示有急性胸膜炎。

四、操作考核内容及评价

胸部触诊检查操作考核内容及评价

项目	内容	完成情况		
准备工作	操作者：衣帽整洁，洗手、剪指甲，了解被检者的病史	□优秀	□良好	□未完成
	环境：室内安静，温度适宜，光线明暗适中，注意隐私保护	□优秀	□良好	□未完成
	物品：准备齐全，摆放整齐，功能完好	□优秀	□良好	□未完成
操作步骤	(1)检查前向被检者交代操作目的，取得配合	□优秀	□良好	□未完成
	(2)被检者取坐位或仰卧位，充分暴露前胸部，检查者立于被检者前面或右侧	□优秀	□良好	□未完成
	(3)胸廓扩张度触诊。①前胸廓扩张度触诊：检查者将双手掌平放于受检者前胸廓下部两侧，双手拇指尖在前正中线两侧对称部位指向剑突，嘱被检者做深呼吸运动，观察比较两手动度。②后胸廓扩张度触诊：检查者将双手掌放于受检者背部（约与第10肋骨水平），双手拇指与背部正中线平行，并将两侧皮肤向背部正中线轻推。配合被检者做深呼吸运动，观察比较两手动度	□优秀	□良好	□未完成

续表

项目	内容	完成情况		
操作步骤	(4)语音震颤:将双手掌尺侧缘或掌面轻放于被检者两侧胸壁的对称部位,告知被检者用同等强度重复轻发"yi"长音。取上下、内外对比两侧对称部位语音震颤异同	□优秀	□良好	□未完成
	(5)胸膜摩擦感:将双手掌平放于被检者前胸廓下部两侧,嘱被检者深慢呼吸,注意吸气相和呼气相时有无如皮革互相摩擦感。如查及,嘱被检者屏住呼吸,注意摩擦感是否消失	□优秀	□良好	□未完成
	(6)与被检者沟通检查结果	□优秀	□良好	□未完成
操作评价	(1)熟悉注意事项,无不良事件发生	□优秀	□良好	□未完成
	(2)操作熟练,动作规范,汇报结果清晰正确	□优秀	□良好	□未完成
	(3)体现人文关怀,关心爱护被检者,沟通顺畅	□优秀	□良好	□未完成
总体评价		□优秀	□良好	□未完成

自我检测

1. 语音震颤增强与减弱分别常见于哪些疾病?

2. 一侧胸廓扩张度受限常见于哪些疾病?

任务三　胸部叩诊

实训目标

知识目标	掌握	胸部对比叩诊、肺界叩诊的内容与方法	☆☆☆
		胸部叩诊检查的临床意义	☆☆
	熟悉	胸部正常叩诊音及常见异常的临床意义	☆☆
素质目标		体现"仁心仁术,至精至微"的学习态度和职业态度	☆☆

实训内容

(1)观看胸部叩诊的教学视频。

(2)教师重点讲解对比叩诊和肺界叩诊要点、易错点并进行示范操作。

(3)分组练习:每2名或3名同学为一组,按指定项目的要求,由1名同学扮演被检查对象,其余同学轮番扮演医生,交替练习检查内容。

(4)实训指导教师巡回指导。

(5)结束后学生如实记录检查内容和结果。

(6)小组讨论吴孟超老先生的"仁心仁术,至精至微"在本任务单元中的体现。

实训物品

检查床、标记笔、直尺。

实训操作

一、叩诊手法

检查者以左手中指为板指,紧贴被检者肋间隙,使其与肋骨平行(叩背部时,板指与脊柱平行;叩肩胛下角水平以下的部位时,板指仍保持与肋间隙平行),右手中指指端垂直叩击板指第二节指骨前端,每次叩2次或3次。叩诊力量要均匀一致,干脆利落。

胸部叩诊

二、对比叩诊

被检者宜采取坐位或仰卧位。解开衣服,肌肉放松,两臂下垂,呼吸均匀。检查顺序应先检查前胸再检查侧胸,最后到背部,自上而下,左右对比。

正常胸部叩诊音有4种。①清音:正常肺部的叩诊音。②浊音:正常情况下,叩击被少量肺组织覆盖的心、肝实质性脏器时所产生的声响。③实音:正常情况下见于叩击无肺组织覆盖区域的心脏和肝脏等实质脏器时所产生的声响。④鼓音:在左侧腋前线下方胃泡及腹部,叩诊呈鼓音。正常成人胸部不能叩及过清音。

三、肺界叩诊

(一)肺上界叩诊

肺上界叩诊即为肺尖宽度的叩诊。被检者取坐位,双臂自然下垂,自斜方肌前缘中央部开始叩诊为清音。逐渐移向外侧,当清音变为浊音时用笔做记号,再由斜方肌中央部向内叩诊,清音变为浊音处做一标记,两标记点的宽度即为肺尖的宽度。正常肺尖的宽度为4～6 cm。

(二)肺下界叩诊

叩诊肺下界时,自上而下沿锁骨中线、腋中线、肩胛下角线等各垂直线进行叩诊。在右锁骨中线上叩诊,先由清音变为浊音,此处为肝上界,后由浊音变为实音,此处为肺下界。左侧锁骨中线上,因心浊音界会对肺下界叩诊造成影响,故不在此线上进行肺下界叩诊。在腋中线、肩胛线上由清音变为浊音处,即为相应的肺下界。正常人肺下界在锁骨中线、腋中线、肩胛线上的位置分别是第 6 肋间隙、第 8 肋间隙、第 10 肋间隙。

四、肺下界移动度叩诊

叩诊方法:先让被检者平静呼吸,一般在腋中线及肩胛下角线上进行自上而下叩诊,先叩诊出肺下界。再让被检深吸一口气后暂时屏住,重新叩出肺下界,做一标记。最后再让被检者深呼一口气后暂时屏住,再重新叩出肺下界,做一标记,如此测定肺下界的上下移动范围。两标记点的距离为肺下界移动度,正常为 6 ~ 8 cm。

五、操作考核内容及评价

肺下界移动度叩诊检查操作考核内容及评价

项目	内容	完成情况		
准备工作	操作者:衣帽整洁,洗手、剪指甲,了解被检者病史	□优秀	□良好	□未完成
	环境:室内安静,温度适宜,光线明暗适中,注意隐私保护	□优秀	□良好	□未完成
	物品:准备齐全,摆放整齐,功能完好	□优秀	□良好	□未完成
操作步骤	(1)检查前向被检者交代操作目的,取得配合	□优秀	□良好	□未完成
	(2)嘱被检者取坐位,充分暴露前胸部及背部,检查者立于被检者后面	□优秀	□良好	□未完成
	(3)嘱被检者平静呼吸,在右(左)侧肩胛线上叩出肺下界	□优秀	□良好	□未完成
	(4)嘱被检者深吸气后屏气,继续向下叩诊,在清音变浊音时标记	□优秀	□良好	□未完成
	(5)嘱被检者恢复平静呼吸,然后再深呼气后屏气,自肩胛下角处向下叩至浊音并标记	□优秀	□良好	□未完成
	(6)测量两标记点之间的距离	□优秀	□良好	□未完成
	(7)用同样方法叩诊对侧	□优秀	□良好	□未完成
	(8)与被检者沟通检查结果	□优秀	□良好	□未完成
	(9)叩诊手法正确,需口述内容描述正确、流畅	□优秀	□良好	□未完成
操作评价	(1)熟悉注意事项,无不良事件发生	□优秀	□良好	□未完成
	(2)操作熟练,动作规范,汇报结果清晰正确	□优秀	□良好	□未完成
	(3)体现人文关怀,关心爱护被检者,沟通顺畅	□优秀	□良好	□未完成
总体评价		□优秀	□良好	□未完成

自我检测

1. 正常肺下界移动度范围是_____。

2. 正常人胸部叩诊不出现的叩诊音是( )

A. 清音   B. 过清音   C. 鼓音   D. 浊音   E. 实音

任务四　胸部听诊

实训目标

知识目标	掌握	肺与胸膜听诊的方法、内容	☆☆☆
		语音共振、胸膜摩擦音的检查方法、部位	☆☆
		辨别正常呼吸音、异常呼吸音、干啰音、湿啰音、胸膜摩擦音等	☆☆☆
	熟悉	肺与胸膜听诊检查的临床意义	☆☆
		肺与胸膜正常听诊音及常见异常	☆☆
素质目标		养成不骄不躁、一丝不苟、不厌其烦的学习、工作态度	☆☆

实训内容

（1）观看胸部听诊的教学视频。

（2）教师重点讲解听诊要点、易错点并进行示范操作。

（3）分组练习：每2名或3名同学为一组，按指定项目的要求，由1名同学扮演被检查对象，其余同学轮番扮演医生，交替练习检查内容。

（4）在听诊模型上练习鉴别呼吸音、啰音、胸膜摩擦音等。

（5）实训指导教师巡回指导。

（6）结束后学生如实记录检查内容和结果。

实训物品

检查床、听诊器、肺与胸膜听诊模型。

实训操作

一、肺与胸膜听诊方法

被检者取坐位或仰卧位,嘱被检者微张口均匀平静呼吸,必要时深呼吸或咳嗽,这样更有利于发现呼吸音及附加音的改变。检查者手温适宜,听诊器体件温暖。用听诊器沿肺尖开始听诊,按自上而下,先听前胸后听侧胸最后听背部的顺序听诊。前胸沿锁骨中线和腋前线进行听诊,侧胸沿腋中线和腋后线进行听诊,背部沿肩胛线进行听诊。听诊时对肋间逐一进行,并在上下、左右对称部位相互对比,判断有无声音改变。每处至少听1或2个呼吸周期。

二、肺部听诊内容

(一)呼吸音

1. 支气管呼吸音 正常只在喉、胸骨上窝、背部第6、7颈椎及第1、2胸椎附近可听到呼吸音,如在其他部位听到支气管呼吸音则为异常。

2. 肺泡呼吸音 正常在大部分肺野均可听及呼吸音,听诊时注意有无增强、减弱或消失,有无呼气音延长及增粗,有无断续性呼吸音等。

3. 支气管肺泡呼吸音 正常在胸骨两侧第1、2肋间隙,肩胛间区的第3、4胸椎水平及肺尖前后部可听到支气管肺泡呼吸音,如在其他区域听到,则为异常。

三种呼吸音的特点见表3-4-1。

表3-4-1　正常呼吸音的比较

种类	支气管呼吸音	支气管肺泡呼吸音	肺泡呼吸音
强度	响亮	中等	柔和
音调	高	中等	低
时相(吸气:呼气)	1:3	1:1	3:1
性质	管样	沙沙声,管样	柔和的沙沙声
正常听诊区域	胸骨柄	主支气管	大部分肺野
产生机制	吸入的空气在声门、气管或主支气管形成湍流产生声音	兼有支气管呼吸音和肺泡呼吸音特点的混合性呼吸音	是空气在细支气管和肺泡内进出移动的结果

(二)啰音

啰音是呼吸音外的附加音,正常情况下不存在。啰音可分为湿啰音和干啰音。湿啰音可分为大水泡音、中水泡音、小水泡音和捻发音,干啰音可分为高调的哨笛音和低调的鼾音,听诊时要注意啰音所在的部位。两种啰音的特点比较见表3-4-2。

表3-4-2　干啰音与湿啰音的比较

项目	湿啰音	干啰音
产生机制	由吸气时气体通过呼吸道内的分泌物,形成的水泡破裂所产生的声音	由于气管、支气管或细支气管狭窄或部分阻塞,空气吸入或呼出时发生湍流所产生的声音
听诊时相	于吸气时或吸气终末较明显,有时也出现在呼气早期	吸气及呼气时均可听到,但以呼气时明显
部位、性质	部位较恒定,性质不易变,可中、小湿啰音同时存在	部位易变换,在瞬间数量可明显增多
分类	大水泡音、中水泡音、小水泡音和捻发音	按音调高低分为哨笛音和鼾音

(三)语音共振

嘱被检者均匀重复发"yi"长音,检查者将听诊器体件置于被检者前胸壁、后胸壁,由上而下、左右两侧对称部位对比听诊。听诊时注意有无异常改变(如增强、减弱和性质改变)及发生改变的部位。

(四)胸膜摩擦音

将听诊器体件置于被检者前胸廓下部两侧。嘱被检者深呼吸,注意吸气相与呼气相有无胸膜摩擦音。如听到胸膜摩擦音,嘱被检者屏气,再听诊摩擦音是否消失。当胸膜有炎症时,胸膜表面粗糙,呼吸时可听到壁层与脏层胸膜的摩擦音。通常于呼、吸两相均可闻及,但在吸气末期或呼气初期较明显,屏气即消失,深呼吸及听诊器加压时摩擦音可增强。

三、正常听诊特点

(1)肺部呼吸音:呼吸音清晰。

(2)异常呼吸音:无异常。

(3)啰音:未闻及干、湿啰音。

(4)语音共振:无增强或减弱。

(5)胸膜摩擦音:未闻及摩擦音。

📋 结果记录

检查项目	检查结果
呼吸音	

续表

检查项目	检查结果
啰音	
语音共振	
胸膜摩擦音	

四、操作考核内容及评价

肺与胸膜听诊检查操作考核内容及评价

项目	内容	完成情况		
准备工作	操作者:衣帽整洁,洗手、剪指甲,了解被检者病史	□优秀	□良好	□未完成
	环境:室内安静,温度适宜,光线明暗适中,注意隐私保护	□优秀	□良好	□未完成
	物品:准备齐全,摆放整齐,功能完好	□优秀	□良好	□未完成
操作步骤	(1)检查前向被检者交代操作目的,取得配合	□优秀	□良好	□未完成
	(2)嘱被检者取坐位或仰卧位,充分暴露前胸部和背部,检查者立于被检者前面或右侧	□优秀	□良好	□未完成
	(3)呼吸音及干啰、湿啰音检查:①将听诊器体件置于胸壁,嘱被检者均匀平静呼吸(必要时进行深呼吸、屏气、咳嗽);②由肺尖开始,自上而下,由前胸、侧胸至背部进行听诊;③对左右两侧对称部位对比听诊;④每处至少听1~2个呼吸周期	□优秀	□良好	□未完成
	(4)语音共振检查:①嘱被检者均匀重复发"yi"长音;②将听诊器体件置于被检者前、后胸壁;③由上而下、左右两侧对称部位对比听诊	□优秀	□良好	□未完成
	(5)胸膜摩擦音检查:①将听诊器体件置于被检者前胸廓下部两侧;②嘱被检者深呼吸,注意吸气相与呼气相有无胸膜摩擦音;③若闻及摩擦音,再嘱被检者屏气,听诊摩擦音是否消失	□优秀	□良好	□未完成
	(6)听诊检查时部位正确并必须口述检查内容	□优秀	□良好	□未完成
	(7)与被检者沟通检查结果	□优秀	□良好	□未完成
操作评价	(1)熟悉注意事项,无不良事件发生	□优秀	□良好	□未完成
	(2)操作熟练,动作规范,汇报结果清晰正确	□优秀	□良好	□未完成
	(3)体现人文关怀,关心爱护被检者,沟通顺畅	□优秀	□良好	□未完成
总体评价		□优秀	□良好	□未完成

自我检测

1. 两肺底湿啰音多见于(　　　)

A. 支气管扩张　　　　B. 肺淤血　　　　C. 支气管炎

D. 肺结核　　　　　　E. 右心衰竭

2. 简述语音共振增强的临床意义。

3. 胸膜摩擦音最明显的部位是什么?

任务五　乳房检查

实训目标

知识 目标	掌握	乳房检查的顺序和操作手法、内容	☆☆☆
	熟悉	乳房正常形态及常见异常的临床意义	☆☆
素质目标		在语言、态度、动作中体现人文关怀	☆☆

实训内容

(1)观看乳房检查的教学视频。

(2)教师重点讲解检查要点、易错点并进行示范操作。

(3)分组练习:每4名或5名同学为一组,在乳房检查模型上轮流练习检查内容,同学间互评。

(4)实训指导教师巡回指导。

(5)结束后学生如实记录检查内容和结果。

实训物品

检查床、乳房检查模型。

实训操作

3.5.1

乳房检查

一、乳房检查

检查乳房时应按正确的顺序,充分暴露乳房,并保证检查室光线充足。被检者采取坐

位或仰卧位,分视诊和触诊两步进行。**注意事项:男医生检查年轻女患者时,应有女护士在场陪同检查。**检查乳房前需了解乳房的四个象限。以乳头为交叉点,分别划纵、横两条垂直线,将乳房分为四个象限:外上象限、外下象限、内下象限、内上象限。

(一)视诊

(1)被检者取坐位或仰卧位,充分暴露前胸部,检查者立于被检者前面或右侧。

(2)观察被检者两侧乳房是否对称,皮肤有无发红、破溃,有无橘皮样改变。

(3)观察乳头的位置、大小、对称性,有无内陷,有无分泌物。

(二)触诊

(1)被检者取坐位或仰卧位,充分暴露前胸部,检查者立于被检者前面或右侧。

(2)检查者将手指和手掌平置于被检者乳房上,应用指腹轻施压力,以旋转或来回滑动进行触诊。

(3)先由健侧乳房开始,然后查患侧。触诊顺序由外上象限开始,依次按外下象限、内下象限、内上象限的顺序由浅入深滑动触诊,最后触诊乳头。

(4)用同样方法沿逆时针方向检查对侧乳房。

(5)检查时应注意乳房有无红肿和包块,如有肿块,注意肿块的部位、大小、数目、质地、边缘、触痛、活动度以及和皮肤的关系。检查乳头时应注意乳头有无硬结、弹性消失及分泌物。

(6)乳房触诊后,还应仔细触诊腋窝、锁骨上窝及颈部的淋巴结,观察有无肿大或其他异常。

二、操作考核内容及评价

乳房检查操作考核内容及评价

项目	内容	完成情况
准备工作	操作者:衣帽整洁,戴好口罩,了解被检者病史	□优秀　□良好　□未完成
	环境:室内安静,温度适宜,光线明暗适中,注意隐私保护	□优秀　□良好　□未完成
	物品:准备齐全,摆放整齐,功能完好	□优秀　□良好　□未完成

续表

项目	内容	完成情况
操作步骤	(1)检查前向被检者交代操作目的,取得配合	□优秀　□良好　□未完成
	(2)嘱被检者取坐位或仰卧位,充分暴露前胸部,检查者立于被检者前面或右侧	□优秀　□良好　□未完成
	(3)乳房视诊:①观察两侧乳房是否对称;②皮肤有无发红、破溃;③有无橘皮样改变;④乳头的位置、大小及对称性;⑤乳头有无内陷;⑥乳头有无分泌物 视诊检查时,部位指示正确,必须口述检查内容	□优秀　□良好　□未完成
	(4)乳房触诊:①双侧乳房触诊先健侧后患侧;②将右手掌平放于乳房上,用手指指腹轻施压力;③触诊顺序由外上象限开始,依次为外下象限、内下象限、内上象限由浅入深滑动触诊。 触诊检查时,确保检查部位正确,必须口述检查内容,如乳房大小、位置、硬度、弹性、有无压痛、包块,乳头有无触痛、硬结、异常分泌物等	□优秀　□良好　□未完成
	(5)触诊腋窝、锁骨上窝及颈部的淋巴结	□优秀　□良好　□未完成
	(6)与被检者沟通检查结果	□优秀　□良好　□未完成
操作评价	(1)熟悉注意事项,无不良事件发生	□优秀　□良好　□未完成
	(2)操作熟练,动作规范,汇报结果清晰正确	□优秀　□良好　□未完成
	(3)体现人文关怀,关心爱护被检者沟通顺畅	□优秀　□良好　□未完成
总体评价		□优秀　□良好　□未完成

自我检测

1. 乳房触诊的起始部位是(　　　)

A. 内上象限　　　　　　B. 外上象限　　　　　　C. 内下象限

D. 外下象限　　　　　　E. 乳头

2. 乳房皮肤橘皮样改变提示(　　　)

A. 纤维腺瘤　　　　　　B. 乳腺增生　　　　　　C. 乳腺炎

D. 乳腺癌　　　　　　　E. 导管内乳头状瘤

任务六　心脏视诊

实训目标

知识目标	掌握	心脏视诊检查的内容及方法	☆☆☆
	熟悉	心脏视诊检查的常见异常体征及临床意义	☆☆
素质目标		养成严谨细致的工作态度,避免对异常体征视而不见	☆☆

实训内容

(1)观看心脏视诊检查的教学视频。

(2)教师重点讲解检查要点、易错点并进行示范操作。

(3)分组练习:每2名或3名同学为一组,按指定项目的要求,由1名同学扮演被检查对象,其余同学轮番扮演医生,交替练习检查内容。

(4)实训指导教师巡回指导。

(5)结束后学生如实记录检查内容和结果。

实训物品

检查床。

实训操作

一、心脏视诊

(1)嘱被检者取卧位,充分暴露前胸部,检查者立于被检者右侧,充分暴露被检者胸部。

(2)检查者视线与被检者胸廓同高(图3-6-1),逐渐抬高视线使视线与胸廓呈切线位置(图3-6-2)。

(3)观察被检者心前区。

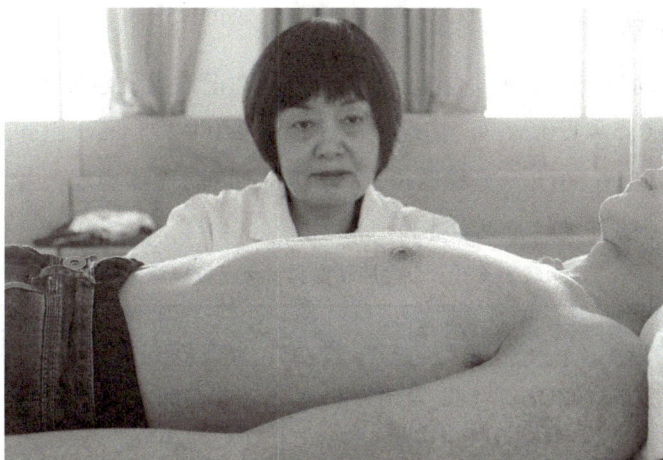

图 3-6-1 视线与胸廓同高

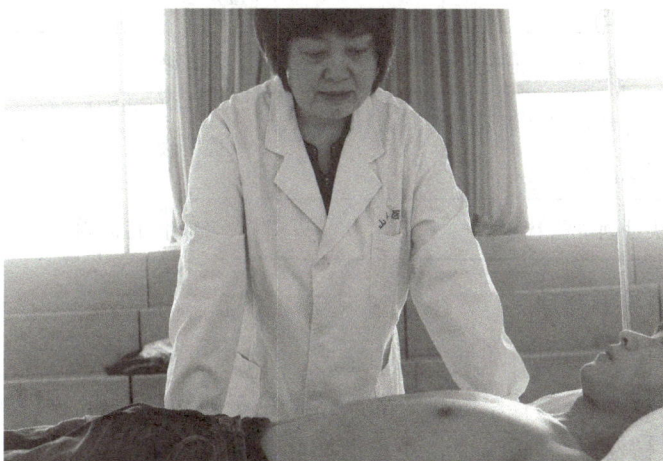

图 3-6-2 沿切线观察心尖冲动

二、心脏视诊内容及临床意义

心脏视诊内容包括观察心前区有无隆起、凹陷,有无异常搏动及心尖冲动的位置、强度和范围。

(一)心前区有无隆起或凹陷

正常人心前区与右侧相应部位对称,无隆起或凹陷。有隆起或凹陷,多属于病理情况。异常隆起可见于:①儿童期先天性心脏病,如法洛四联症;②儿童期风湿性心脏瓣膜病二尖瓣狭窄所致的右心室肥大;③大量心包积液时,心前区肋间隙外观饱满。

(二)心尖冲动

检查心尖冲动时应注意搏动位置、强弱及范围。正常成人心尖冲动处位于左侧第5肋间锁骨中线内0.5~1.0 cm处,搏动范围直径为2.0~2.5 cm。肥胖或女性乳房垂悬时不易见,矮胖体型者、小儿及妊娠时可上移达第4肋间,而体型瘦长者可移向内下至第6肋间。常见的心尖冲动异常见表3-6-1。

表3-6-1 心尖冲动变异特点及临床意义

疾患	心尖冲动变异	临床意义
心脏疾病	位置左下移位、搏动增强、范围弥散、呈抬举性	左心室肥大:常见于主动脉瓣关闭不全、主动脉瓣狭窄
	位置向左移位	右心室肥大:常见于肺动脉瓣狭窄、二尖瓣狭窄
	心尖冲动减弱或消失	心包积液
胸部疾病	心尖冲动位置和纵隔位置同向移动,搏动减弱或消失	胸腔积液、气胸、肺不张
腹部疾病	心尖冲动位置上移	大量腹水、腹腔内巨大肿瘤

(三)心前区异常搏动

胸骨左缘第3~4肋间搏动见于右心室肥大;剑突下搏动见于各种原因引起的右心室肥大或腹主动脉搏动;胸骨左缘第2肋间搏动见于肺动脉高压,少数可见于正常青年人在体力活动或情绪激动后;胸骨右缘第2肋间或胸骨上窝搏动常见于升主动脉扩张、主动脉弓动脉瘤或升主动脉瘤。

结果记录

检查项目	检查结果
心前区隆起或凹陷	
心尖冲动	
心前区异常搏动	

三、操作考核内容及评价

心脏视诊检查操作考核内容及评价

项目	内容	完成情况		
准备工作	操作者:衣帽整洁,戴好口罩,了解被检者病史	□优秀	□良好	□未完成
	环境:室内安静,温度适宜,光线明暗适中,注意隐私保护	□优秀	□良好	□未完成
	物品:准备齐全,摆放整齐,功能完好	□优秀	□良好	□未完成
操作步骤	(1)检查前向被检者交代操作目的,取得配合	□优秀	□良好	□未完成
	(2)嘱被检者取卧位,充分暴露前胸部,检查者立于被检者右侧	□优秀	□良好	□未完成
	(3)检查者视线与被检者胸廓同高,逐渐抬高视线使视线与胸廓呈切线位置	□优秀	□良好	□未完成
	(4)依次观察被检者心前区有无隆起、凹陷、异常搏动,心尖冲动的位置、强度及范围	□优秀	□良好	□未完成
	(5)视诊检查时部位指示准确,必须口述检查内容	□优秀	□良好	□未完成
	(6)与被检者沟通检查结果	□优秀	□良好	□未完成
操作评价	(1)熟悉注意事项,无不良事件发生	□优秀	□良好	□未完成
	(2)操作熟练,动作规范,汇报结果清晰正确	□优秀	□良好	□未完成
	(3)体现人文关怀,关心爱护被检者,沟通顺畅	□优秀	□良好	□未完成
总体评价		□优秀	□良好	□未完成

自我检测

1. 心脏视诊的内容有哪些?
2. 简述正常心尖冲动的位置和范围。

任务七　心脏触诊

实训目标

知识目标	掌握	心脏触诊检查的内容及方法	☆☆☆
	熟悉	心脏触诊检查的常见异常体征及临床意义	☆☆
素质目标		养成不骄不躁、一丝不苟、不厌其烦的学习、工作态度	☆☆

实训内容

（1）观看心脏触诊的教学视频。

（2）教师重点讲解体检要点、易错点并进行示范操作。

（3）分组练习：每2名或3名同学为一组，按指定项目的要求，由1名同学扮演被检查对象，其余同学轮番扮演医生，交替练习检查内容。

（4）实训指导教师巡回指导。

（5）结束后学生如实记录检查内容和结果。

实训物品

检查床。

实训操作

一、心脏触诊

心脏触诊是对视诊结果的进一步确定或鉴别，同时又能触及视诊未能发现的搏动等体征。触诊通常先用右手全手掌置于心前区开始检查，然后逐渐缩小到用手掌尺侧或示指、中指及环指指腹并拢同时触诊，必要时也可用单指指腹进行触诊。触诊内容包括：心尖冲动及心前区搏动、震颤、心包摩擦感。

心脏触诊

（一）心尖冲动及心前区搏动

被检者取坐位或仰卧位，检查者站于被检者右侧。充分暴露患者胸部，用右手全手掌置于心前区感受搏动，然后逐渐缩小范围用手掌尺侧（小鱼际）确定心尖冲动的位置、强弱和范围，同时还可确定心前区其他部位的搏动。感受到搏动时，进一步缩小范围用示指、中指指腹触及心尖冲动（图3-7-1）。正常搏动于左侧第5肋间锁骨中线内侧0.5~1.0 cm处。左心室肥厚时，可有心尖抬举性搏动，该搏动为心尖区徐缓、有力的搏动，可使手指尖端抬起且持续至第二心音开始。右心室肥厚时，在胸骨左下缘及剑突下可出现收缩期抬举性搏动。

（二）震颤

被检者取坐位或仰卧位，检查者站于被检者右侧。检查者用手掌尺侧缘接触被检者各瓣膜听诊区及胸骨左缘等处，触诊有无猫喘样细而快的震动感。震颤是器质性心血管病的特征性体征之一，正常人不能触及震颤，常见于某些先天性心血管疾病和狭窄性瓣膜病变。触诊顺序可按听诊顺序：心尖区→肺动脉瓣区→主动脉瓣区→主动脉瓣第二听诊区→三尖瓣区。注意震颤的部位、时期、强度等。

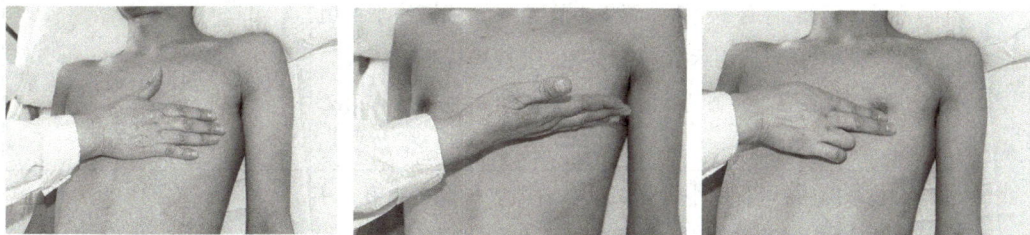

图 3-7-1　心脏触诊手法

（三）心包摩擦感

被检者可取卧位、坐位，在心前区域胸骨左缘第 3、4 肋间触及，多见于急性心包炎患者，正常人则无心包摩擦感。心包摩擦感的触诊特点为：心脏收缩期和舒张期双相均能触及，在收缩期、前倾体位和呼气末更容易触及。

结果记录

检查项目	检查结果
心尖冲动及心前区搏动	
震颤	
心包摩擦感	

二、操作考核内容及评价

心脏触诊检查操作考核内容及评价

项目	内容	完成情况		
准备工作	操作者：衣帽整洁，洗手、剪指甲，了解被检者病史	□优秀	□良好	□未完成
	环境：室内安静，温度适宜，光线明暗适中，注意隐私保护	□优秀	□良好	□未完成
	物品：准备齐全，摆放整齐，功能完好	□优秀	□良好	□未完成
操作步骤	(1)检查前向被检者交代操作目的，取得配合	□优秀	□良好	□未完成
	(2)嘱被检者取坐位或仰卧位，充分暴露前胸部，检查者立于被检者前面或右侧	□优秀	□良好	□未完成
	(3)心尖冲动及心前区搏动：将右手全手掌置于心前区感受心尖冲动，逐渐缩小范围，以示指、中指指腹准确触诊心尖冲动位置（正常人心尖冲动位于第5肋间，左锁骨中线内侧 0.5～1.0 cm，搏动范围为 2.0～2.5 cm）	□优秀	□良好	□未完成

续表

项目	内容	完成情况		
操作步骤	(4)心前区震颤:将右手全手掌置于心前区,然后逐渐缩小到用手掌尺侧(小鱼际)或用示指、中指并拢的指腹进行触诊。触诊顺序为:心尖区→肺动脉区→主动脉瓣区→主动脉瓣第二听诊区→三尖瓣区	□优秀	□良好	□未完成
	(5)心包摩擦感:用右手小鱼际贴于心前区或胸骨左缘第3、4肋间进行触诊,根据需要配合体位、呼吸,感受心包摩擦感变化	□优秀	□良好	□未完成
	(6)触诊检查时部位指点正确并必须口述检查内容	□优秀	□良好	□未完成
	(7)与被检者沟通检查结果	□优秀	□良好	□未完成
操作评价	(1)熟悉注意事项,无不良事件发生	□优秀	□良好	□未完成
	(2)操作熟练,动作规范,汇报结果清晰正确	□优秀	□良好	□未完成
	(3)体现人文关怀,关心爱护被检者,沟通顺畅	□优秀	□良好	□未完成
总体评价		□优秀	□良好	□未完成

自我检测

1.心尖区抬举样搏动提示(　　　)

A. 房颤　　　　B. 冠心病　　　　C. 左心室肥厚

D. 肺动脉高压　　E. 肺心病

2.简述心前区震颤的临床意义。

任务八　心脏叩诊

实训目标

知识目标	掌握	心脏叩诊方法	☆☆☆
	熟悉	心浊音界改变的临床意义	☆☆
素质目标		在语言、态度、动作中体现人文关怀	☆☆

实训内容

(1)观看心脏叩诊的教学视频。

（2）教师重点讲解叩诊要点、易错点并进行示范操作。

（3）分组练习:每2名或3名同学为一组,按指定项目的要求,由1名同学扮演被检查对象,其余同学轮番扮演医生,交替练习检查内容。

（4）实训指导教师巡回指导。

（5）结束后学生如实记录检查内容和结果。

实训物品

检查床、标记笔、直尺、软尺。

实训操作

一、心脏叩诊手法

当被检者取仰卧位时,检查者立于被检者右侧,左手中指为叩诊板指与肋间平行。当被检者取坐位时,检查者面对患者,左手叩诊板指与肋骨垂直。用右手中指借右腕关节活动均匀叩击板指。板指每次移动的距离不超过0.5 cm。叩诊遵循先左界、后右界、由下而上、由外向内的顺序进行。

二、心脏叩诊流程

（1）嘱被检者取坐位或仰卧位,充分暴露前胸部,检查者立于被检者前面或右侧。

（2）左侧浊音界叩诊:从心尖冲动最强点所在肋间的外侧2～3 cm处开始叩诊,其余各肋间从锁骨中线开始,逐肋向上叩诊至第2肋间。每一肋间叩诊音由清音变为浊音时,进行标记。

（3）右侧浊音界叩诊:首先叩出肝上界,然后从肝上界的上一肋间开始,逐 肋间由外向内叩诊,当叩诊音由清音变为浊音时,进行标记。向上叩诊至第2肋间。

（4）测量:测量胸骨中线至各肋间标记点的距离及胸骨中线与左锁骨中线的距离。

三、心脏浊音界改变的临床意义

心脏叩诊呈实音（绝对浊音界）,而心脏被肺覆盖的部分叩诊呈浊音（相对浊音界）。心脏的相对浊音界反应心脏的实际大小,正常人心脏相对浊音界大小见表3-8-1。某些病理状态下心浊音界会发生改变,详见表3-8-2。

表 3-8-1　正常心浊音界及组成

心浊音右界组成	右界(cm)	肋间	左界(cm)	心浊音左界组成
升主动脉和上腔静脉	2～3	Ⅱ	2～3	肺动脉段
右心房	2～3	Ⅲ	3.5～4.5	左心耳
右心房	3～4	Ⅳ	5～6	左心室
		Ⅴ	7～9	左心室

注:正常人左锁骨中线至前正中线的距离为 8～10 cm。

表 3-8-2　心浊音界改变的影响因素及临床意义

影响因素	大小、形态	临床意义
心脏因素	心界向左下扩大,心腰加深,呈靴形	见于主动脉瓣关闭不全、高血压性心脏病等导致的左心室肥大
	心界向左、右两侧增大	见于肺源性心脏病或房间隔缺损等导致的右心室肥大
	心界向两侧扩大,且左界向左下增大,呈普大形	见于扩张性心肌病、重症心肌炎、全心衰竭等
	心腰部膨出,浊音界呈梨形	见于二尖瓣狭窄导致的左心房肥大
	浊音界向左右两侧扩大,坐位时呈三角烧瓶形,仰位时呈球形	见于心包积液
心外因素	心浊阴界变小	胸壁较厚或肺气肿
	心脏浊音区无法辨别	胸腔积液、肺浸润或肺实变
	患侧的心界叩不出,健侧心浊阴界外移	大量胸腔积液
	心脏横位,心界向左扩大	大量腹腔积液或腹腔巨大肿瘤

结果记录

右界(cm)	肋间	左界(cm)
	Ⅱ	
	Ⅲ	
	Ⅳ	
	Ⅴ	

注:左锁骨中线至前正中线的距离为_____cm。

四、操作考核内容及评价

心脏浊音界叩诊检查操作考核内容及评价

项目	内容	完成情况		
准备工作	操作者:衣帽整洁,洗手、剪指甲,了解被检者病史	□优秀	□良好	□未完成
	环境:室内安静,温度适宜,光线明暗适中,注意隐私保护	□优秀	□良好	□未完成
	物品:准备齐全,摆放整齐,功能完好	□优秀	□良好	□未完成
操作步骤	(1)检查前向被检者交代操作目的,取得配合	□优秀	□良好	□未完成
	(2)嘱被检者取坐位或仰卧位,充分暴露前胸部,检查者立于被检者前面或右侧	□优秀	□良好	□未完成
	(3)叩诊方法:叩诊手法正确,板指每次移动的距离不超过0.5 cm。①被检者取仰卧位时,板指与肋间平行;②被检者取坐位时,板指与肋间垂直	□优秀	□良好	□未完成
	(4)左侧叩诊:左侧从心尖冲动最强点所在肋间的外侧2~3 cm处开始叩诊,其余各肋间从锁骨中线开始,逐肋向上叩诊至第二肋间;每一肋间叩诊音由清音变为浊音时进行标记	□优秀	□良好	□未完成
	(5)右侧叩诊:①先叩出肝上界;②从肝上界的上一肋间开始向上叩至第2肋间。当叩诊音由清音变为浊音时进行标记	□优秀	□良好	□未完成
	(6)先测量胸骨中线至各肋间标记点的距离,再测量胸骨中线与左锁骨中线的距离	□优秀	□良好	□未完成
	(7)记录并与被检者沟通检查结果	□优秀	□良好	□未完成
操作评价	(1)熟悉注意事项,无不良事件发生	□优秀	□良好	□未完成
	(2)操作熟练,动作规范,汇报结果清晰正确	□优秀	□良好	□未完成
	(3)体现人文关怀,关心爱护被检者,沟通顺畅	□优秀	□良好	□未完成
总体评价		□优秀	□良好	□未完成

自我检测

1. 梨形心主要见于(　　)

A. 二尖瓣狭窄　　　　　B. 二尖瓣关闭不全　　　　　C. 主动脉瓣狭窄

D. 心包积液　　　　　　E. 主动脉瓣关闭不全

2. 患者取坐位时,叩诊心浊音界呈三角烧瓶样,提示(　　)

A. 右心室肥厚　　　　　B. 心包积液　　　　　　　　C. 胸腔积液

D. 二尖瓣狭窄　　　　　E. 主动脉瓣关闭不全

任务九　心脏听诊

实训目标

知识目标	掌握	心脏听诊检查的内容、部位及顺序	☆☆☆
		识别常见的心脏听诊音	☆☆☆
	熟悉	心脏杂音的时相、性质、传导及其临床意义	☆☆
		额外心音的临床意义	☆☆
素质目标		不骄不躁、一丝不苟、不厌其烦的学习、工作态度	☆☆

实训内容

（1）观看心脏听诊的教学视频。

（2）教师重点讲解体检要点、易错点并进行示范操作。

（3）分组练习：每2名或3名同学为一组，按指定项目的要求，由1名同学扮演被检查对象，其余同学轮番扮演医生，交替练习检查内容。

（4）在听诊模型上练习心律失常、心音、额外心音、杂音听诊。

（5）实训指导教师巡回指导。

（6）结束后学生如实记录检查内容和结果。

实训物品

检查床、听诊器、心脏听诊模型。

实训操作

一、心脏听诊

被检者处于安静环境中，取仰卧位或坐位，充分暴露前胸部，检查者立于被检者前面或右侧。听诊顺序为二尖瓣区→肺动脉瓣区→主动脉瓣区→主动脉瓣第二听诊区→三尖瓣区，各个瓣膜听诊区位置如下。

（1）二尖瓣听诊区：心尖部。

（2）肺动脉瓣听诊区：胸骨左缘第2肋间。

（3）主动脉瓣听诊区：胸骨右缘第 2 肋间。

（4）主动脉瓣第二听诊区：胸骨左缘第 3 肋间。

（5）三尖瓣听诊区：胸骨左缘 4、5 肋间。

二、听诊内容

1. 心率　指每分钟心搏次数。在心尖部听诊计数第一心音，成人心率为每分钟 60 ~ 100 次。

2. 心律　指心脏搏动的节律。注意听诊心律是否规整，正常人心律规整。

3. 心音　听诊时应注意以下要点：①分辨第一心音（S_1）、第二心音（S_2），第一心音和第二心音的比较见表 3-9-1；②比较主动脉瓣第二心音（A_2）和肺动脉瓣第二心音（P_2）的强弱；③有无第三心音（S_3）、第四心音（S_4）；④有无心音增强或减弱、性质改变及心音分裂等。

表 3-9-1　S_1 与 S_2 的比较

项目	S_1	S_2
主要产生机制	二尖瓣、三尖瓣关闭引起	主动脉瓣和肺动脉瓣关闭引起
临床意义	心室收缩的开始	心室舒张的开始
音调	较低	较高
音响	较强	较弱
性质	较钝	较清脆
时限	较长	较短
最响部位	心尖部	心底部
与心尖冲动的关系	与心尖冲动同时出现	在心尖冲动之后出现

4. 额外心音　在正常 S_1、S_2 之外听到的病理性附加音，常见的额外心音有奔马律、开瓣音、心包叩击音，其特点见表 3-9-2。

表 3-9-2　额外心音的特点比较

类型	听诊特点	临床意义
奔马律	音调较低，强度弱	心力衰竭、急性心肌梗死、重症心肌炎等
开瓣音	音调高，短促而响亮，呈拍击性，在心尖内侧听诊清楚	二尖瓣狭窄弹性尚好
心包叩击音	响亮，短促	缩窄性心包炎

5. 心脏杂音　在心音和额外心音之外，在心脏收缩或舒张过程中出现的持续时间较长的异常声音。其听诊要点包括：部位、时期、性质、传导、强度和形态，受体位、呼吸、运动的影响等。

6.心包摩擦音 心包摩擦音质粗糙、高音调、搔抓样、比较表浅,在收缩期与舒张期均可听到,收缩期明显,以胸骨左缘 3、4 肋间最响,坐位前倾及呼气末最明显。

结果记录

检查项目	检查结果
心率、心律	
心音	
额外心音	
杂音	
心包摩擦音	

三、操作考核内容及评价

心脏听诊检查操作考核内容及评价

项目	内容	完成情况		
准备工作	操作者:衣帽整洁,洗手、剪指甲,了解被检者病史	□优秀	□良好	□未完成
	环境:室内安静,温度适宜,光线明暗适中,注意隐私保护	□优秀	□良好	□未完成
	物品:准备齐全,摆放整齐,功能完好	□优秀	□良好	□未完成
操作步骤	(1)检查前向被检者交代操作目的,取得配合	□优秀	□良好	□未完成
	(2)嘱被检者取坐位或仰卧位,充分暴露前胸部,检查者立于被检者前面或右侧	□优秀	□良好	□未完成
	(3)心脏听诊内容:心率、心律、心音、额外心音、心脏杂音、心包摩擦音	□优秀	□良好	□未完成
	(4)心脏瓣膜听诊区听诊顺序和时间:①通常按逆时针方向依次听诊,即二尖瓣区→肺动脉瓣区→主动脉瓣区→主动脉瓣第二听诊区三尖瓣区。②二尖瓣区听诊时间不少于 30 秒,若有心律不齐时,听诊时间不少于 1 分钟。③心包摩擦音在胸骨左缘第 3、4 肋间最响	□优秀	□良好	□未完成
	(5)正确报告检查结果:①每分钟心率次数,以"次/分"表示。②记录心律是否规整。③记录心音有无异常、有无额外心音、心脏杂音情况、有无心包摩擦音	□优秀	□良好	□未完成
	(6)听诊检查时部位指点正确,必须口述检查内容	□优秀	□良好	□未完成
	(7)与被检者沟通检查结果	□优秀	□良好	□未完成

续表

项目	内容	完成情况		
操作评价	(1)熟悉注意事项,无不良事件发生	□优秀	□良好	□未完成
	(2)操作熟练,动作规范,汇报结果清晰正确	□优秀	□良好	□未完成
	(3)体现人文关怀,关心爱护被检者,沟通顺畅	□优秀	□良好	□未完成
总体评价		□优秀	□良好	□未完成

自我检测

1.第一心音强弱不等,常见于(　　　)

A. 房颤　　　　　　　B. 房扑　　　　　　　C. 心肌炎

D. 窦性心律不齐　　　E. 期前收缩

2.主动脉瓣关闭不全时杂音性质为(　　　)

A. 机器样　　　　　　B. 吹风样　　　　　　C. 隆隆样

D. 叹气样　　　　　　E. 乐音样

任务十　外周血管检查

实训目标

	掌握	周围血管征的检查内容与方法	☆☆☆
知识目标	熟悉	外周血管杂音的检查方法	☆☆
		外周血管检查常见异常的临床意义	☆☆
素质目标		养成严谨细致的工作态度	☆☆

实训内容

(1)观看外周血管检查的教学视频。

(2)教师重点讲解要点、易错点并进行示范操作。

(3)分组练习:每2名或3名同学为一组,按指定项目的要求,由1名同学扮演被检查对象,其余同学轮番扮演医生,交替练习检查内容。

(4)实训指导教师巡回指导。

（5）结束后学生如实记录检查内容和结果。

实训物品

检查床、听诊器、玻片。

实训操作

一、脉搏检查

检查者将示指、中指、环指三指并拢,指腹放于被检者腕部桡动脉搏动处,以适当压力触诊。触诊时间不少于 30 秒,并将双侧脉搏进行对比。注意脉搏的频率、节律、血管紧张度和动脉壁的弹性、强弱、波形变化,以及有无异常脉搏,如水冲脉、交替脉、奇脉等。

二、血管杂音

（一）静脉杂音

1. 颈静脉杂音　嘱被检者取坐位或半坐位,检查者将听诊器置于颈部近锁骨处、锁骨上窝及锁骨下等部位听诊。有时可闻及调低、柔和的连续性杂音,这是由于颈静脉血流快速流入上腔静脉所致,若用手指压迫颈静脉,则杂音消失。

2. 腹壁静脉杂音　肝硬化门静脉高压引起腹壁静脉曲张时,将听诊器置于脐周和上腹部听诊,可闻及连续性静脉营营声。

（二）动脉杂音

将听诊器置于杂音可能出现的位置,如周围动脉、肺动脉和冠状动脉等进行听诊。甲状腺功能亢进时,甲状腺侧叶可闻及连续性杂音;肾动脉狭窄时,可在上腹部及腰背部听到收缩期杂音;肺内动、静脉瘘时,可在胸部相应部位听到连续性杂音。

三、周围血管征

周围血管征多见于重度主动脉瓣关闭不全、甲状腺功能亢进和严重贫血等。

1. 水冲脉　检查者用手紧握被检者手腕掌面,将被检者前臂高举过头,感知桡动脉搏动对手掌的冲击,如感受到脉搏骤起骤落,急促而有力,犹如潮水涨落,则为水冲脉。注意双侧对比检查。

2. 枪击音　将听诊器体件置于股动脉处,可闻及与心跳一致的短促如射击般的声音。注意双侧对比检查。

3. Duroziez 双重杂音　将听诊器钟形体件置于股动脉处稍加压,可闻及收缩期和舒张期双期吹风样血管杂音。注意双侧对比检查。

4. 毛细血管搏动征　用手指轻压被检者指甲末端或以干净玻片轻压被检者口唇黏膜,使局部发白,当心脏收缩和舒张时,则在发白的局部边缘发生有规律的红、白交替改变即为毛细血管搏动征。

📝 结果记录

检查项目	检查结果
脉搏	
血管杂音	
周围血管征	

四、操作考核内容及评价

周围血管征检查操作考核内容及评价

项目	内容	完成情况		
准备工作	操作者:衣帽整洁,洗手、剪指甲,了解被检者病史	□优秀	□良好	□未完成
	环境:室内安静,温度适宜,光线明暗适中	□优秀	□良好	□未完成
	物品:准备齐全,摆放整齐,功能完好	□优秀	□良好	□未完成
操作步骤	(1)检查前向被检者交代操作目的,取得配合	□优秀	□良好	□未完成
	(2)嘱被检者站立位,检查者立于被检者右侧	□优秀	□良好	□未完成
	(3)水冲脉:检查者用手紧握被检者手腕掌面,将其前臂高举超过头部,感知桡动脉搏动对手掌的冲击,用同样方法检查对侧。脉搏骤起骤落,急促而有力,犹如潮水涨落	□优秀	□良好	□未完成
	(4)毛细血管搏动征:用手指轻压被检者指甲床末端,或以干净玻片轻压被检者口唇黏膜,使局部发白,观察发白的局部边缘是否有规律的红、白交替改变	□优秀	□良好	□未完成
	(5)枪击音与 Duroziez 双重杂音:将听诊器置于肱动脉或股动脉处,可闻及与心跳一致短促如射枪的声音,为枪击音;如再稍加压力,则可听到收缩期及舒张期吹风样杂音,为 Duroziez 双重杂音	□优秀	□良好	□未完成
	(6)与被检者沟通检查结果	□优秀	□良好	□未完成

续表

项目	内容	完成情况		
操作评价	(1)熟悉注意事项,无不良事件发生	□优秀	□良好	□未完成
	(2)操作熟练,动作规范,汇报结果清晰正确	□优秀	□良好	□未完成
	(3)体现人文关怀,关心爱护被检者,沟通顺畅	□优秀	□良好	□未完成
总体评价		□优秀	□良好	□未完成

自我检测

1.周围血管征检查包括哪些内容?有什么临床意义?

2.何谓奇脉?奇脉有什么临床意义?

课外阅读

从听诊器感受科技的魅力

听诊器是临床医师最常用的诊断用具。在听诊器出现之前,医生们采用的是直接听诊法,就是把耳朵贴在病人的病变部位听诊。

1816年,法国医生雷奈克在接诊一位贵族小姐时,由于不适合直接听诊,便找来一张硬纸,卷成一个圆筒,一头按在病人的胸部,另一头紧贴在自己耳朵上听诊。之后,雷奈克将空心木管接上橡皮管做成单耳听诊器。1819年,他还出版了一本名为《论间接听诊法及主要运用这种新手段探索心肺疾病》的书,详细介绍了听诊器原理和听诊方法。听诊器使雷奈克能诊断出许多不同的胸腔疾病,因此他被后人尊为"胸腔医学之父"。

再后来,人们不断对听诊器进行升级改造,逐渐演变为我们现在看到的模样,并且拥有了更多新功能,通过搭载不同软件与设备,实现扩音、自动对比、远程分析等功能。

听诊器这种常用的诊断用具,还将不断改进,满足临床需求。

项目四

腹部检查

任务一　腹部视诊

实训目标

知识目标	掌握	腹部体表标志、分区与腹腔内脏的对应关系	☆☆☆
		腹部视诊的检查内容和方法	☆☆☆
	熟悉	腹壁外形、胃肠型、蠕动波的常见异常及临床意义	☆☆☆
		腹壁静脉曲张血流的判断方法	☆☆
素质目标		体会与被检者的有效沟通技巧	☆☆
		在语言、态度、动作中体现人文关怀	☆☆

实训内容

（1）观看腹部视诊的教学视频。

（2）教师重点讲解体检要点、易错点并进行示范操作。

（3）分组练习：每2名或3名同学为一组，按指定项目的要求，由1名同学扮演被检查对象，其余同学轮番扮演医生，交替练习检查内容。

（4）实训指导教师巡回指导。

（5）结束后学生如实记录检查内容和结果。

实训物品

检查床、软尺。

实训操作

一、腹部体表标志及分区

（一）腹部体表标志

1. 肋弓下缘　由第8～10肋软骨连接形成的肋缘和第11、12浮肋构成。

2.剑突　是胸骨下端的软骨。

3.腹上角　是两侧肋弓至剑突根部的交角。

4.脐　位于腹部的中心,向后投影相当于第 3~4 腰椎。

5.髂前上棘　是髂嵴前方凸出点。

6.腹直肌外缘　相当于锁骨中线的延续。

7.腹中线　是胸骨中线的延续。

8.腹股沟韧带　是腹部体表的下界。

9.耻骨联合　是两耻骨间的纤维软骨连接。

10.肋脊角　是背部两侧第 12 肋骨与脊柱的交角。

(二)腹部分区

1.四分法　通过脐划一水平线与垂直线,两线相交将腹部分为 4 区,即左上腹、左下腹、右上腹、右下腹。

2.九分法　两肋弓下缘连线和两髂前上棘连线为两条水平线,左、右髂前上棘至腹中线连线的中点为两条垂直线,将腹部分为“井”字形的 9 区,即左、右上腹部,左、右侧腹部,左、右下腹部及上腹部、中腹部和下腹部。

二、腹部视诊

腹部视诊检查内容包括腹部外形、呼吸运动、腹壁静脉、胃肠型和蠕动波、腹围测量及其他情况检查。

(一)腹部外形

被检者排空膀胱后取低枕仰卧位,双手自然置于身体两侧,充分暴露全腹。检查者站于被检者右侧。自上而下观察腹部,先俯视全腹,视诊顺序自上腹部至下腹部,有时为了查出细小隆起或蠕动波,检查者的视线需降至腹平面,自侧面呈切线方向观察。

腹部外形常用“腹部平坦”“腹部膨隆”“腹部凹陷”描述。正常人腹部平坦。如果仰卧位时,前腹壁明显高于肋缘与耻骨联合的平面,外观呈凸起状,称为腹部膨隆。若仰卧时,前腹壁明显低于肋缘与耻骨联合的平面,称为腹部凹陷。

除可观察腹部是否有膨隆或凹陷外,还可观察腹部是否有皮疹、色素沉着、腹纹、瘢痕、瘘管等。

（二）呼吸运动

观察被检者呼吸运动的方式及腹部呼吸的幅度。成年男性和儿童以腹式呼吸为主，成年女性以胸式呼吸为主。腹式呼吸减弱常因腹膜炎症、腹腔积液、急性腹痛、腹腔内巨大肿物或妊娠等。腹式呼吸消失常见于胃肠穿孔所致的急性腹膜炎或膈肌麻痹等。

（三）腹壁静脉

正常人腹壁静脉一般不显露，在较瘦或皮肤白皙的人才隐约可见，皮肤较薄而松弛的老年人可见静脉显露于皮肤，但并不迂曲。若门静脉高压所致循环障碍或上腔静脉、下腔静脉回流受阻而有侧支循环形成时，腹壁静脉可显而易见或迂曲变粗，称为腹壁静脉曲张。门静脉高压显著时，于脐部可见到曲张静脉向四周放射。

发现腹壁静脉曲张时，为辨别腹壁静脉曲张的来源，需要检查其血流方向，常用指压法。检查方法为：选择一段没有分支的腹壁静脉，检查者将右手示指和中指并拢压在静脉上，然后一只手指紧压静脉向外滑动，挤出该段静脉内血液，至一定距离后放松该手指，另一手指紧压不动，看静脉是否迅速充盈。如迅速充盈，则血流方向是从放松的一端流向紧压手指的一端。同样方法放松另一手指，观察静脉充盈速度，即可看出血流方向。

（四）胃肠型及蠕动波

正常人腹部一般看不到胃和肠的轮廓及蠕动波形。胃肠道发生梗阻时，梗阻近端的胃或肠段饱满而隆起，可显出各自的轮廓，称为胃型或肠型。当伴有该部位的蠕动加强时，可以看到蠕动波。胃蠕动波自左肋缘下开始，缓慢地向右推进，到达右腹直肌旁消失，称为正蠕动波。有时可见到自右向左的逆蠕动波。肠梗阻时可看到肠蠕动波，小肠梗阻所致的蠕动波多见于脐部。如果发生了肠麻痹，则蠕动波消失。在观察蠕动波时，从侧面观察更易察见，也可以用手轻拍腹壁诱发肠蠕动波。

（五）腹围测量

被检者排尿后取平卧位，用软尺经脐绕腹一周，测得的周长即为腹围，以厘米表示。

三、操作考核内容及评价

腹部视诊操作考核内容及评价

项目	内容	完成情况		
准备工作	操作者：衣帽整洁，戴好口罩，了解被检者病史	□优秀	□良好	□未完成
	环境：室内安静，温度适宜，光线明暗适中，注意隐私保护	□优秀	□良好	□未完成
	物品：准备齐全，摆放整齐，功能完好	□优秀	□良好	□未完成

续表

项目	内容	完成情况		
操作步骤	(1)检查前向被检者交代操作目的,取得配合	□优秀	□良好	□未完成
	(2)嘱被检者排空膀胱,取仰卧位,双腿屈曲,充分暴露腹部,检查者立于被检者右侧	□优秀	□良好	□未完成
	(3)腹部外形:先俯视全腹,视诊顺序自上腹部至下腹部,然后视线处于被检者腹部同一水平,自侧面沿切线方向观察。正确口述报告检查结果,包括腹部外形、皮肤有无红肿、瘢痕、色素沉着、瘘管等	□优秀	□良好	□未完成
	(4)呼吸运动:观察被检者腹部呼吸幅度,正确口述报告呼吸运动方式	□优秀	□良好	□未完成
	(5)腹壁静脉:腹壁静脉一般不能看见,病理状态下可见腹壁静脉曲张。发现腹壁静脉曲张时,判断血流方向	□优秀	□良好	□未完成
	(6)胃肠型及蠕动波:正常人腹部一般看不到胃和肠的轮廓及蠕动波形	□优秀	□良好	□未完成
	(7)测量腹围:用软尺经脐绕腹一周,测得的周长即为腹围。正确口述报告腹围值(以厘米表示)	□优秀	□良好	□未完成
	(8)检查时,部位指示正确并必须口述检查内容	□优秀	□良好	□未完成
	(9)与被检者沟通检查结果	□优秀	□良好	□未完成
操作评价	(1)熟悉注意事项,无不良事件发生	□优秀	□良好	□未完成
	(2)操作熟练,动作规范,汇报结果清晰正确	□优秀	□良好	□未完成
	(3)体现人文关怀,关心爱护被检者,沟通顺畅	□优秀	□良好	□未完成
总体评价		□优秀	□良好	□未完成

自我检测

1. 简述胃肠型及蠕动波的临床意义。

2. 简述病理性全腹部膨隆的临床意义。

任务二　腹部触诊

实训目标

知识目标	掌握	腹部触诊的内容和方法	☆☆☆
		肝脏、脾脏的触诊的方法	☆☆☆
		移动性浊音的检查方法	☆☆☆
	熟悉	腹部重要阳性体征的表现、临床意义	☆☆
		肝肿大的常见疾病及特点	☆☆
素质目标		养成不骄不躁、一丝不苟、不厌其烦的学习、工作态度	☆☆
		动作轻柔,操作规范,体现人文关怀	☆☆

实训内容

(1)观看腹部触诊的教学视频。

(2)教师重点讲解体检要点、易错点并进行示范操作。

(3)每 2 名或 3 名同学为一组,按指定项目的要求,由 1 名同学扮演被检查对象,其余同学轮番扮演医生,交替练习检查内容。

(4)以小组为单位,在腹部触诊模型上进行重要脏器触诊练习。

(5)实训指导教师巡回指导。

(6)结束后学生如实记录检查内容和结果。

(7)小组讨论当触及肝脏肿大及包块时,应注意描述哪些方面,可见于哪些疾病及相关疾病的特点。

实训物品

检查床、腹部触诊模型。

实训操作

一、腹部触诊方法

被检者排空膀胱后取低枕仰卧位,双手自然置于身体两侧,充分暴露全腹。双腿屈曲并稍分开,放松腹肌,做张口缓慢腹式呼吸。检查者站于被检者右侧,检查时手要温暖,先以全手掌放于腹壁上部,使被检者适应片刻,并感受腹肌紧张度。然后以轻柔动作按顺序触诊腹的各部。检查顺序一般自左下腹开始沿逆时针方向检查,自无病痛部位向病痛部位触诊。边触诊边观察被检者的反应与表情,对精神紧张或有痛苦者给以安慰和解释。先浅表触诊,看其腹壁肌肉是否有局部紧张与压痛,然后用深触诊按顺序检查各区域。

（一）浅部触诊

将手掌轻放于被检查部位,利用掌指关节和腕关节的协调动作,轻柔地进行滑动触摸。使腹壁压陷约 1 cm,用于发现腹壁的紧张度、抵抗感、表浅的压痛、包块、搏动和腹壁上的肿物等。

（二）深部触诊

嘱被检者张口平静呼吸,检查者以一手或两手重叠,由浅入深,逐渐加压以达深部。使腹壁压陷至少 2 cm 以上,以了解腹腔内脏器情况,用于检查压痛、反跳痛和腹内肿物等。深部触诊包括深压触诊、滑动触诊、双手触诊、浮沉触诊和钩指触诊。

1. **深压触诊**　以并拢的示指、中指逐渐深压,以探测腹腔深在病变的部位或确定腹腔压痛点,压痛、反跳痛即是用的此法。

2. **滑动触诊**　检查者以并拢的四指,逐渐向腹腔的脏器或包块做上下、左右的滑动触摸,以探知脏器或肿块的部位、大小、性质,表面是否光滑及肿块移动度。腹腔内脏器及包块的触诊常用此法。

3. **双手触诊**　将左手置于被检查脏器或包块的后部,并将被检查部位或脏器向右手方向推动,常用于肝、脾、肾和腹腔内肿块的检查,检查盆腔的双合诊亦属此种。

4. **浮沉触诊**　亦称冲击触诊,以 3～4 个并拢的手指取 70°～90°,放置于腹壁拟检查的相应部位,做数次急速而较有力的冲击动作,在冲击腹壁时,指端会有腹腔脏器或包块浮沉的感觉,用于大量腹水时检查深部的脏器和肿物。

5. **钩指触诊**　手指弯曲呈钩状,嘱被检查者做深呼吸动作,检查者随呼吸而更进一步屈曲指关节,多用于肝、脾触诊。

二、腹部触诊内容

腹部触诊包括腹壁紧张度、压痛及反跳痛、脏器触诊、腹部包块触诊、液波震颤、振水音等。

（一）腹壁紧张度

腹壁紧张度的检查常用浅部触诊法。正常人腹壁柔软无抵抗,某些病理情况可使全腹或局部腹壁紧张度增加、减弱或消失。急性弥漫性腹膜炎时,如急性胃肠穿孔或脏器破裂等,可出现腹肌痉挛、腹壁明显紧张,甚至强直硬如木板,称板状腹;结核性腹膜炎或其他慢性病时,腹壁柔韧而具抵抗力,不易压陷,称揉面感或柔韧感。全腹紧张度减低见于慢性消耗性疾病或大量放腹水后,亦见于经产妇或老年体弱、脱水者。脊髓损伤所致腹肌瘫痪和重症肌无力可使腹壁张力消失。

(二)压痛及反跳痛

压痛及反跳痛检查常用深压触诊法。正常腹部在触诊时一般不引起疼痛,真正的压痛多来自腹壁和腹腔内病变。弥漫性腹膜炎可出现广泛性压痛,局限性腹膜炎或局部脏器的病变出现局限性压痛。若压痛局限于一点时,称为压痛点。若患者出现反跳痛,则表示炎症已波及腹膜壁层。临床上把腹肌紧张、压痛及反跳痛统称为腹膜刺激征,是急性腹膜炎的可靠体征。

(三)脏器触诊

腹腔内重要脏器较多,如肝、脾、胆囊、胰腺、肾、膀胱及胃肠等,在其发生病变时,常可触到脏器增大或局限性肿块,对诊断有重要意义。肝脏和脾脏的触诊在临床上较为常用,对操作手法要求比较高,需重点练习。

1. 肝脏触诊　肝脏触诊常用滑动触诊法,可单手触诊,亦可双手触诊。儿童和腹壁薄弱者可钩指触诊,腹腔积液明显者,可以采用浮沉触诊法。

(1)单手触诊法:被检者取仰卧位,双腿屈曲,腹壁放松做深呼吸动作使肝脏在膈下上下移动。检查者位于被检者右侧,右手四指并拢,掌指关节伸直,一般从脐水平线开始,分别沿右锁骨中线和前正中线,随被检者呼吸运动,向上滑动触诊。被检者呼气时,手指压向腹深部;吸气时,手指向上迎触下移的肝缘。如此反复进行,手指逐渐向肋缘移动,直到触到肝缘或肋缘为止。触及肝脏时,注意肝脏的大小、质地,边缘及表面是否光滑,有无压痛及搏动、肝区摩擦感、肝震颤。

肝脏触诊

(2)双手触诊法:检查者左手托住被检者右腰部,触诊时左手向上推,使肝下缘紧贴腹前壁下移,并限制右下胸扩张,以增加膈肌下移的幅度。右手手法同单手触诊,沿右锁骨中线逐渐向上滑动触诊。

2. 脾脏触诊　正常情况下脾脏不能触及,内脏下垂或左侧胸腔积液、积气时膈下降,可使脾脏向下移位。除此以外,能触到脾脏则提示脾脏肿大至正常2倍以上。脾脏明显肿大而位置又较表浅时,用右手单手触诊稍用力即可查到。如果肿大的脾脏位置较深,应用双手触诊法进行检查。被检者可取仰卧位或右侧卧位,但以右侧卧位更容易触到。

（1）仰卧位检查：检查者左手绕过被检者前腹壁，将手掌置于左腰部第7~10肋处，试将脾从后向前托起。右手平放于腹壁，方向与肋缘垂直，自脐平面开始，配合呼吸，由下至上逐渐向肋缘方向移动，迎触脾脏，直到触到脾缘或左肋缘为止。

（2）右侧卧位检查：若仰卧位未能触及脾脏，应嘱被检者右侧卧位，触诊方法同仰卧位检查。

脾脏触诊时要注意脾脏大小、硬度、质地、表面与边缘，有无压痛等情况。大小一般用肋下几厘米表示，临床上脾肿大分为轻度、中度及高度。

①轻度：当深呼吸时，脾脏在肋缘下不超过2 cm。

②中度：脾肿大超过2 cm至脐水平线。

③高度：脾肿大超过脐水平线或前正中线。

3.胆囊触诊 检查者用单手触诊法在右肋下、腹直肌外缘触诊胆囊，肿大的胆囊呈梨形或卵圆形。胆囊肿大不明显时用钩指触诊。方法是检查者将左手掌平放于被检者右胸下部，以拇指指腹勾压于右肋下胆囊处（腹直肌外缘与肋弓交界处），嘱被检者缓慢深吸气，在这个过程中如有触痛或因剧烈疼痛致吸气终止称墨菲（Murphy）征阳性。

（四）腹部包块

被检者平静呼吸，放松腹壁。检查者右手示指、中指、环指三指并拢，将腹壁压陷至少2 cm以上，进行深部滑行触诊。再以指端逐渐触向腹部包块进行滑动触诊，滑动方向应与包块长轴垂直。若触及包块，应注意包块的部位、大小、数目、质地、压痛、活动度及有无粘连等。

（五）液波震颤

被检者取仰卧位，检查者用一手的掌面轻贴于被检者腹部一侧腹壁，另一手四指并拢屈曲，手指端叩击对侧腹壁，如有大量游离腹水，则可有液波感。为防止腹壁本身的振动传至对侧，应请另一人用手掌尺侧缘压于腹中线上协助检查。此法检查腹水，需有3000~4000 mL以上积液量才能被查出。

（六）振水音

被检者取仰卧位，检查者以一耳凑近上腹部，同时以冲击触诊法振动上腹部，即可听到气、液相撞击的声音。正常人在餐后或进多量液体时可有上腹振水音，但若在清晨或餐后6~8小时以上仍有此音，则提示幽门梗阻或胃扩张。

三、操作考核内容及评价

肝脏触诊操作考核内容及评价

项目	内容	完成情况		
准备工作	操作者:衣帽整洁,洗手、剪指甲,了解被检者病史	□优秀	□良好	□未完成
	环境:室内安静,温度适宜,光线明暗适中,注意隐私保护	□优秀	□良好	□未完成
	物品:准备齐全,摆放整齐,功能完好	□优秀	□良好	□未完成
操作步骤	(1)检查前向被检者交代操作目的,取得配合	□优秀	□良好	□未完成
	(2)嘱被检者排空膀胱,取仰卧位,双腿屈曲,充分暴露腹部,检查者立于被检者右侧	□优秀	□良好	□未完成
	(3)单手触诊:①将右手四指并拢,掌指关节伸直,示指和中指末端与肋缘平行放于被检者脐右侧,用示指、中指末端桡侧进行触诊;②嘱被检者做腹式呼吸,当被检者呼气时,手指压向腹深部。吸气时,手指向上迎触下移的肝下缘;③用此手法沿右锁骨中线反复进行,逐渐向肋缘方向滑动,直至触及肝下缘或右肋缘;④同样手法沿前正中线向上滑动触诊至肝下缘或剑突;⑤触诊时注意肝脏的大小、硬度、表面情况、压痛、边缘情况、搏动、摩擦感及震颤等	□优秀	□良好	□未完成
	(4)双手触诊:左手托住被检者右腰部,拇指张开置于季肋部,触诊时左手上推,使肝下缘紧贴前腹壁。右手位置同单手触诊,沿右锁骨中线向上触诊	□优秀	□良好	□未完成
	(5)触诊检查时部位指点正确并口述检查内容	□优秀	□良好	□未完成
	(6)与被检者沟通检查结果	□优秀	□良好	□未完成
整体评价	(1)熟悉注意事项,无不良事件发生	□优秀	□良好	□未完成
	(2)操作熟练,动作规范,汇报结果清晰正确	□优秀	□良好	□未完成
	(3)体现人文关怀,态度和蔼,关心爱护被检者,沟通顺畅	□优秀	□良好	□未完成
总体评价		□优秀	□良好	□未完成

自我检测

1.腹部柔韧感最常见于(　　　)

A. 胃穿孔　　　　　B. 腹腔内出血　　　　C. 急性弥漫性腹膜炎

D. 结核性腹膜炎　　E. 急性阑尾炎

2. 名词解释

Murphy 征、板状腹、腹膜刺激征。

任务三　腹部叩诊

实训目标

知识目标	掌握	移动性浊音叩诊方法	☆☆☆
		肝浊音界叩诊的检查方法	☆☆☆
	熟悉	脾脏叩诊方法	☆☆
		肾区叩击痛检查方法	☆☆
素质目标		体会仁心仁术、责任意识在腹部查体中的体现	☆☆

实训内容

（1）观看腹部触诊的教学视频。

（2）教师重点讲解体检要点、易错点并进行示范操作。

（3）每 2 名或 3 名同学为一组，按指定项目的要求，由 1 名同学扮演被检查对象，其余同学轮番扮演医生，交替练习检查内容。

（4）以小组为单位，在腹部触诊模型上进行肝浊音界叩诊练习。

（5）实训指导教师巡回指导。

（6）结束后学生如实记录检查内容和结果。

（7）小组讨论系统的腹部查体在疾病诊断中的意义，体会何谓仁心仁术，如何强化责任意识。

实训物品

检查床、腹部检查模型、标记笔、直尺。

实训操作

一、腹部叩诊方法

被检者排空膀胱后取低枕仰卧位，双手自然置于身体两侧，充分暴露全腹（躯体其他部位应遮盖,冬天注意保暖)。双腿屈曲并稍分开,放松腹肌,做张口缓慢腹式呼吸。检查者站于被检者右侧,一般采用间接叩诊法。叩诊手法及注意事项如下。

(1)检查者将左手中指中节指骨紧贴于叩诊部位,其他手指稍微抬起,勿与体表接触。

(2)右手指自然弯曲,用中指指端叩击左手中指末端指关节处或中指骨的远端。

(3)叩击方向应与叩击部位的表面垂直。

(4)叩诊时应以腕关节与掌指关节的活动为主,避免肘关节和肩关节参与运动。

(5)叩击动作要灵活、短促和富有弹性。

(6)叩击后右手中指要立即抬起,以免影响叩击音的判断,在同一部位可连续叩击 2 或 3 下。

二、腹部叩诊内容

腹部叩诊内容包括腹部叩诊音、肝脏及胆囊叩诊、脾脏叩诊、移动性浊音、肋脊角叩击痛、膀胱叩诊等。其中,临床上以腹部叩诊音、肝脏叩诊、移动性浊音叩诊较为常用,但这几项容易出现不规范操作,需要重点练习。

(一)腹部叩诊音

(1)被检者取仰卧位,双腿屈曲,充分暴露腹部。检查者立于被检者右侧。

(2)采用间接叩诊法进行检查。从左下腹开始,沿逆时针方向行全腹叩诊,最后绕脐一周结束。

(3)正常腹部叩诊音大部分区域为鼓音,只有在肝脾所在部位、增大的子宫和膀胱占据的部位、两侧腹部近腰肌处叩诊为浊音。

(二)肝脏叩诊

被检者取仰卧位,检查者从右侧锁骨中线第 2 肋向下叩,当由清音变浊音处为肝上界,称肝相对浊音界。沿相对浊音界继续向下叩 1 或 2 个肋间,由浊音变为实音处为肝绝对浊音界,也称为肺下界。从腹部鼓音区,沿右锁骨中线或正中线向上叩,由鼓音转为浊音处称为肝下界。体型匀称者,正常肝上界位于锁骨中线第 5 肋间。肝上下径为 9～11 cm。具体叩诊流程如下。

肝脏叩诊

(1)检查前向被检者交代操作目的,取得配合。

(2)嘱被检者排空膀胱,取仰卧位,充分暴露胸腹部,检查者立于被检者右侧。

(3)肝上界叩诊:沿右锁骨中线,自第 2 肋间起从上而下逐个肋间进行叩诊。当叩诊音由清音变浊音,即为肝上界。

（4）肝下界叩诊：沿右锁骨中线及前正中线上，自下往上叩诊。当叩诊音由鼓音变浊音，即为肝下界。

（5）测量肝上下径：用尺测量肝上界至肝下缘的垂直距离即为肝上下径，以厘米表示。

（6）与患者沟通检查结果。

（三）脾脏叩诊

被检者取右侧卧位，检查者采用轻叩法，从左腋中线向下叩诊，叩出浊音后判断浊音区大小。正常在第 9～11 肋间，长度为 4～7 cm，前方不超过腋前线，后方不超过腋后线。

（四）移动性浊音

被检者取仰卧位，检查者自腹中部脐平面开始向被检者左侧叩诊。发现浊音时，板指固定不动，嘱被检者右侧卧，再度叩诊，原为浊音处改为鼓音，提示移动性浊音阳性。同样方法向右侧叩诊，叩出浊音后嘱被检者左侧卧位，以再次证实浊音是否移动。这种随体位变换而改变的浊音称移动性浊音阳性。

移动性浊音

（五）肋脊角叩击痛

被检者取坐位或侧卧位，检查者将左手掌贴置于肋脊角（肾区），右手握拳用轻到中等的力量叩击左手背，每叩 1 下或 2 下稍停顿，反复 2 次或 3 次，两侧对比叩击，并询问被检者有无疼痛。

（六）膀胱叩诊

被检者取仰卧位，检查者在耻骨联合上方从上往下叩，由鼓音变为浊音处，为充盈膀胱的上界。

三、操作考核内容及评价

肝浊音界叩诊检查操作考核内容及评价

项目	内容	完成情况
准备工作	操作者：衣帽整洁，戴好口罩，了解被检者病史	□优秀　□良好　□未完成
	环境：室内安静，温度适宜，光线明暗适中	□优秀　□良好　□未完成
	物品：准备齐全，摆放整齐，功能完好	□优秀　□良好　□未完成

续表

项目	内容	完成情况		
操作步骤	(1)检查前向被检者交代操作目的,取得配合	□优秀	□良好	□未完成
	(2)嘱被检者排空膀胱,取仰卧位,充分暴露胸腹部,检查者立于被检者右侧	□优秀	□良好	□未完成
	(3)肝上界叩诊:沿右锁骨中线,自第二肋间起从上而下逐个肋间进行叩诊。当叩诊音由清音变浊音,即为肝上界	□优秀	□良好	□未完成
	(4)肝下界叩诊:沿右锁骨中线及前正中线上,自下而上叩诊。当叩诊音由鼓音变浊音,即为肝下界(亦可使用单手肝脏触诊法确定肝下缘)	□优秀	□良好	□未完成
	(5)测量肝上下径:用尺测量肝上界至肝下缘的垂直距离即为肝上下径,以厘米表示(正常人肝上下径为9~11 cm)	□优秀	□良好	□未完成
	(6)检查时部位指点正确并必须口述检查内容	□优秀	□良好	□未完成
	(7)与被检者沟通检查结果	□优秀	□良好	□未完成
操作评价	(1)熟悉注意事项,无不良事件发生	□优秀	□良好	□未完成
	(2)操作熟练,动作规范,汇报结果清晰正确	□优秀	□良好	□未完成
	(3)体现人文关怀,关心爱护被检者,沟通顺畅	□优秀	□良好	□未完成
总体评价		□优秀	□良好	□未完成

自我检测

1.肝浊音界扩大和缩小常见于哪些疾病?

2.何谓移动性浊音? 有何临床意义?

任务四　腹部听诊

实训目标

知识目标	掌握	腹部听诊的内容	☆☆
		肠鸣音检查方法	☆☆☆
	熟悉	腹部肠鸣音异常的临床意义	☆☆
		腹部血管杂音的临床意义	☆☆
素质目标		在简单的练习中,感悟"认真做小事,才能成就大事"的内涵	☆☆

实训内容

（1）观看腹部听诊的教学视频。

（2）教师重点讲解体检要点、易错点并进行示范操作。

（3）分组练习:每2名或3名同学为一组,按指定项目的要求,由1名同学扮演被检查对象,其余同学轮番扮演医生,交替练习检查内容。

（4）在腹部查体模型上进行听诊训练。

（5）实训指导教师巡回指导。

（6）结束后学生如实记录检查内容和结果。

（7）小组讨论"认真做小事,才能成就大事"在腹部听诊查体中的体现。

实训物品

检查床、腹部查体模型、听诊器。

实训操作

一、腹部听诊方法

被检查者排空膀胱后,取低枕仰卧位,双手自然置于身体两侧,充分暴露全腹,躯体其他部位应适当遮盖,冬天注意保暖。检查者站于被检者右侧,将听诊器体件置于腹壁上全面地听诊各部位,尤其注意上腹部、脐部、右下腹部及肝、脾的部位。

二、腹部听诊内容

（一）肠鸣音

肠蠕动时,肠管内气体和液体随之流动,产生一种断断续续的咕噜声或气过水声称为肠鸣音。正常人肠鸣音每分钟4次或5次。听诊肠鸣音时,将听诊器体件置于右下腹或脐周附近,听诊时间不少于1分钟。如未听到肠鸣音,应延长听诊时间直到听到声音或听诊5分钟。听诊时应注意肠鸣音是否存在及每分钟肠鸣音次数,判断肠鸣音是否活跃、亢进或消失。操作流程及注意事项如下。

（1）检查前向被检查者交代操作目的,取得配合。

（2）嘱被检者取仰卧位,充分暴露腹部,检查者立于被检者右侧。

（3）捂热听诊器体件后,将听诊器体件置于被检者右下腹或脐周进行听诊。

（4）听诊时间不少于1分钟。

（5）听诊时应注意是否存在肠鸣音及肠鸣音频率,单位以次/分表示,用于判断肠鸣音是否活跃、亢进或消失。

（6）与被检者沟通检查结果。

（二）血管杂音

1. 动脉杂音　将听诊器体件分别置于相应听诊部位,听诊有无杂音,听诊部位与动脉的对应关系如下。

腹中部:对应腹主动脉。

左、右上腹部:对应肾动脉。

双侧下腹部:对应髂动脉。

双侧腹股沟:对应股动脉。

2. 静脉杂音　将听诊器体件置于脐周或上腹部,听诊有无静脉"嗡鸣"声,如腹壁出现静脉曲张时,可听到该杂音。

三、操作考核内容及评价

肠鸣音检查操作考核内容及评价

项目	内容	完成情况		
准备工作	操作者:衣帽整洁,戴好口罩,了解被检者病史	□优秀	□良好	□未完成
	环境:室内安静,温度适宜,光线明暗适中	□优秀	□良好	□未完成
	物品:准备齐全,摆放整齐,功能完好	□优秀	□良好	□未完成
操作步骤	（1）检查前向被检者交代操作目的,取得配合	□优秀	□良好	□未完成
	（2）嘱被检者取仰卧位,充分暴露腹部,检查者立于被检者右侧	□优秀	□良好	□未完成
	（3）捂热听诊器体件,将听诊器体件置于被检者右下腹或脐周	□优秀	□良好	□未完成
	（4）听诊时间不少于1分钟	□优秀	□良好	□未完成
	（5）听诊时应注意肠鸣音是否存在,以及每分钟实测的肠鸣音次数,单位以"次/分"表示（正常为每分钟4次或5次）,判断肠鸣音是否活跃、亢进或消失	□优秀	□良好	□未完成
	（6）检查时部位指点正确并必须口述检查内容	□优秀	□良好	□未完成
	（7）与被检者沟通检查结果	□优秀	□良好	□未完成
操作评价	（1）熟悉注意事项,无不良事件发生	□优秀	□良好	□未完成
	（2）操作熟练,动作规范,汇报结果清晰正确	□优秀	□良好	□未完成
	（3）体现人文关怀,关心爱护被检者,沟通顺畅	□优秀	□良好	□未完成

续表

项目	内容	完成情况
总体评价		□优秀　□良好　□未完成

自我检测

1.肠鸣音活跃常见于(　　)

A. 腹膜炎　　　　B. 肠麻痹　　　　C.机械性肠梗阻　　　　D.急性胃肠炎

2.何谓肠鸣音活跃、肠鸣音亢进?

课外阅读

医路漫漫，成就与荆棘

有这样一位"大医"，从事泌尿外科工作近60年，引进与独创多种手术办法，令无以计数的患者转危为安，他就是北京协和医院知名教授臧美孚。很难想象，最初在医院实习的他，首次见到患者血肉模糊的创口也曾感到晕眩，整个人几乎虚脱。

"曾经也自我怀疑过，我能成为一名合格的外科医生吗?"臧教授说。是一次次血淋淋的直面，一次次严格的自我磨炼，才造就如今手术台上冷静稳定的他。

而今的臧教授，早就成为国内泌尿外科领域的泰斗级人物，近九十岁高龄仍活跃在医疗一线。他说"手术台就是医生不见硝烟的战场，要像打好战斗一样做好每一台手术。"在近60年的泌尿外科生涯中，要论做过多少台手术，曾为多少病人解脱过苦难，臧美孚教授早已记不清楚，在他眼里，这都是医生的本分，救死扶伤是医生的天职，自己只不过用了一辈子去坚持履行这份责任而已。

学医之路充满艰辛与荆棘，但是只要勤奋、坚持、求是、创新，终将成为一名合格的医生。此外，医学的研究对象是人，古往今来，一代又一代的医生前辈，为我们树立了榜样，他们为减轻病患痛苦不懈努力，勇挑重担，为祖国医疗事业发展贡献力量。

项目五

脊柱、四肢及肛门检查

任务一　脊柱检查

实训目标

知识	掌握	脊柱弯曲度、活动度、压痛及叩击痛的检查方法	☆☆☆
目标	熟悉	脊柱检查的常见异常及临床意义	☆☆
素质目标		语言、动作轻柔,体现仁爱之心	☆☆

实训内容

(1)观看脊柱检查的教学视频。

(2)教师重点讲解体检要点、易错点并进行示范操作。

(3)分组练习:每2名或3名同学为一组,按指定项目的要求,由1名同学扮演被检查对象,其余同学轮番扮演医生,交替练习检查内容。

(4)实训指导教师巡回指导。

(5)结束后学生如实记录检查内容和结果。

实训物品

检查床、叩诊锤。

实训操作

一、脊柱检查内容及方法

脊柱的检查包括生理弯曲、脊柱活动度、脊柱压痛及叩击痛检查。

(一)脊柱弯曲度

1.视诊检查　检查者分别从侧位和后位观察脊柱的四个生理弯曲是否存在。观察脊柱有无异常的突起,注意凸起方向(前凸或后凸)、部位(哪段脊柱)、程度等。正常人脊柱有四个生理弯曲:颈椎稍微凸向前、胸椎稍微凸向后、腰椎明显凸向前、骶椎明显凸向后。

2. 侧弯检查　检查者用手指沿被检者脊柱棘突施以适当压力,从上至下划压后,皮肤出现一条红线,观察脊柱表面充血的痕迹线有无偏移,判断脊柱有无侧弯。常见的异常有颈椎变形、脊柱后凸、脊柱前凸、脊柱侧凸。

(二)脊柱活动度

正常人脊柱有一定活动度,但各部位活动范围明显不同,颈椎段和腰椎段的活动范围较大;胸椎段活动范围较小;骶椎和尾椎已融合成骨块状,几乎无活动性。正常脊柱活动包括前屈、后伸、侧弯及旋转。检查颈段时,须固定被检者双肩。检查腰段时,须固定被检者骨盆,然后做旋转活动检查。在检查过程中应不时询问被检者有无疼痛。

1. 颈椎活动度检查　检查者双手固定被检者双肩,嘱被检者做颈部前屈、后伸、左右侧屈、左右旋转动作,观察被检者颈椎活动度。

2. 腰椎活动度　检查者双手固定被检者骨盆,嘱被检者做腰部前屈、后伸、左右侧屈、左右旋转动作,观察被检者腰椎活动度。

(三)脊柱压痛

被检者取坐位,身体稍向前倾,检查者以右手拇指从第7颈椎棘突开始从上向下逐个按压脊椎棘突或椎旁肌肉,并询问被检者有无疼痛及放射痛。正常情况下脊柱无压痛。如有压痛,提示压痛部位可能有病变,以第7颈椎棘突为标志,计数病变椎体的位置。

(四)脊柱叩击痛

常用的脊柱叩击方法有两种。

1. 直接叩诊　被检者取端坐位,检查者用中指或叩诊锤,垂直叩击各椎体棘突,并询问被检者有无疼痛、疼痛程度,标记出疼痛的部位,常用于胸腰椎检查。颈椎疾病,尤其是颈椎骨关节损伤时,因颈椎位置深,一般不用此法检查。

2. 间接叩诊　被检者取坐位,检查者将左手掌置于被检者头部,右手半握拳以小鱼际叩击左手背,并询问被检者有无疼痛及疼痛的部位。叩击痛的部位多为病变部位,如有颈椎病或颈椎间盘脱出症时,间接叩诊可出现上肢放射性疼痛(图5-1-1)。

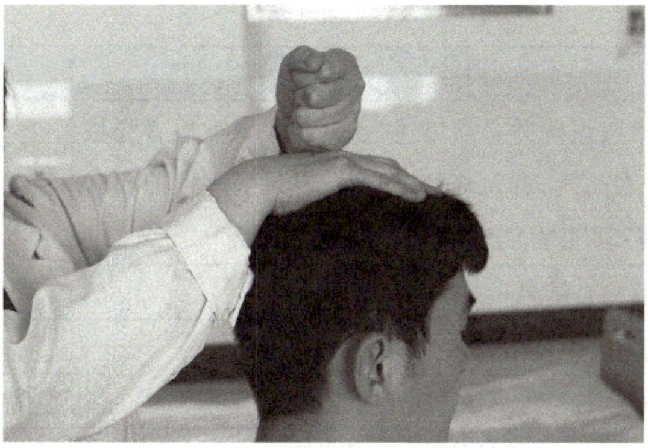

图 5-1-1 脊柱叩击痛间接叩诊

二、操作考核内容及评价

脊柱检查操作考核内容及评价

项目	内容	完成情况		
准备工作	操作者:衣帽整洁,戴好口罩,了解被检者病史	□优秀	□良好	□未完成
	环境:室内安静,温度适宜,光线明暗适中	□优秀	□良好	□未完成
	物品:准备齐全,摆放整齐,功能完好	□优秀	□良好	□未完成
操作步骤	(1)检查前向被检者交代操作目的,取得配合	□优秀	□良好	□未完成
	(2)被检者取坐位或站立位,充分暴露躯干,检查者立于被检者后面	□优秀	□良好	□未完成
	(3)脊柱弯曲度视诊:从被检者后面和侧面观察脊柱生理弯曲是否存在,观察有无脊柱侧弯、病理性前凸或后凸畸形	□优秀	□良好	□未完成
	(4)脊柱活动度检查。①颈椎活动度检查:双手固定被检者双肩,嘱被检者做颈部前屈、后伸、左右侧屈、左右旋转动作,观察被检者颈椎活动度。②腰椎活动度:双手固定被检者骨盆,嘱被检者做腰部前屈、后伸、左右侧屈、左右旋转动作,观察被检者腰椎活动度	□优秀	□良好	□未完成
	(5)脊柱压痛和叩击痛检查。①脊柱压痛检查:用拇指或示指自上而下依次按压脊椎棘突和椎旁肌肉,若发现压痛点需要复检查确认。②脊柱叩击痛检查:直接叩击法是用中指或叩诊锤依次轻叩各个椎体棘突,并询问被检者各部位有无疼痛。间接叩诊法是将左手置于被检者头顶部,右手半握拳以小鱼际叩击左手背,并询问被检者各部位有无疼痛	□优秀	□良好	□未完成

续表

项目	内容	完成情况		
操作步骤	(6)检查时部位指点正确并必须口述检查内容,如被检者脊柱四个生理弯曲存在与否,有无畸形、侧弯、畸形、病理性前凸和后凸,颈椎、腰椎活动度是否正常,有无压痛、叩击痛	□优秀	□良好	□未完成
	(7)与被检者沟通检查结果	□优秀	□良好	□未完成
操作评价	(1)熟悉注意事项,无不良事件发生	□优秀	□良好	□未完成
	(2)操作熟练,动作规范,汇报结果清晰正确	□优秀	□良好	□未完成
	(3)体现人文关怀,关心爱护被检者,沟通顺畅	□优秀	□良好	□未完成
总体评价		□优秀	□良好	□未完成

自我检测

简述脊柱后凸的临床意义。

任务二 四肢检查

实训目标

知识目标	掌握	膝关节、腕关节及手的检查方法	☆☆☆
		四肢检查特征性阳性体征的临床意义	☆☆
	熟悉	肩关节、髋关节、踝关节及足检查的方法	☆☆
素质目标		养成一丝不苟的学习、工作态度,系统、有序地完成看似简单的操作	☆☆

实训内容

(1)观看四肢检查的教学视频。

(2)教师重点讲解体检要点、易错点并进行示范操作。

(3)分组练习:每2名或3名同学为一组,按指定项目的要求,由1名同学扮演被检查对象,其余同学轮番扮演医生,交替练习检查内容。

(4)实训指导教师巡回指导。

(5)结束后学生如实记录检查内容和结果。

实训物品

检查床、软尺、叩诊锤、棉签。

实训操作

一、上肢检查

(一)上肢长度检查

1. 目测法 被检者取坐位或站立位,双上肢向前,掌面并拢,比较双上肢长度是否相等。

2. 尺测法 被检者取坐位或站立位,检查者用软尺测量。从肩峰至中指指尖的距离为全上肢长度,从肩峰至尺骨鹰嘴的距离为上臂的长度,从鹰嘴突至尺骨茎突的距离为前臂的长度。双侧比较,双上肢长短不一见于骨折、关节脱位和先天性短肢。

(二)肩关节

1. 视诊

(1)肩关节外形:被检者脱去上衣,取坐位,对比观察双肩是否对称,了解有无双肩倾斜,肩关节弧形是否存在,关节周围有无肌萎缩。

(2)肩关节活动度:被检者向不同方向自主活动肩关节,或检查者一手固定被检者的肩胛骨,另一手持被检者前臂,分别做肩关节的外展90°、内收45°、前屈90°、后伸35°、旋转45°,了解活动受限的方向。如各个方向均受限,则可判定为冻结肩。

(3)搭肩试验:被检者取坐位,挺胸,用患侧手掌平放于对侧肩关节前方,如不能搭上肩关节且前臂不能自然贴紧胸壁,则提示肩关节脱位。

2. 触诊 用示指、中指按压被检者肩关节周围组织和肌肉附着处,了解有无压痛,判断相应的肌肉及肌腱病变。

(三)肘关节

1. 视诊

(1)肘关节外形:被检者伸直双上肢,手掌向前,检查者观察肘关节双侧及肘窝部是否饱满、肿胀,肘关节伸展时肱骨内、外上髁及尺骨鹰嘴是否形成联系,屈肘时的三角是否存在,以及有无肿胀及皮肤发红。

(2)肘关节活动:让被检者分别做屈135°～150°、伸10°、旋前80°～90°、旋后80°～90°,观察完成情况。

2.**触诊** 触诊时注意肘关节皮肤温度、压痛、肿块,滑车上淋巴结有无肿大、肱动脉搏动强弱以及双侧是否对称等。

(四)腕关节及手

1.**视诊**

(1)腕关节及手的外形:观察腕关节及手指、手掌,如手指有无局部肿胀,充血发红,局限性隆起以及有无掌指畸形改变等。正常状态下,手呈半握拳状,腕关节稍背伸约20°,向尺侧倾斜约10°,拇指尖靠近示指关节桡侧,其余四指呈半屈曲状,屈曲程度由示指向小指逐渐增大。

(2)手的功能位置:腕背伸20°~25°,稍偏向尺侧,拇指于外展时呈掌屈曲位,其余各指屈曲,呈握茶杯姿势。

(3)腕关节及各手指关节运动:观察活动范围是否正常,腕关节可掌屈50°~60°、背伸30°~60°、内收25°~30°、外展30°~40°。手指除拇指可做内收、外展40°外,其余四指掌指、指间关节仅能做掌屈。

(4)腕关节与手的几种特征性改变:①杵状指,手指末端增生、肥厚、增宽,隆起增大呈杵状,主要见于慢性缺氧性疾病。②匙状甲,特点为指甲中央凹陷,边缘翘起,指甲变薄,表面粗糙有条纹。常见于缺铁性贫血、高原性疾病,偶见于风湿热及甲癣。③腕垂症,为桡神经损伤所致。④猿掌,手外形如猿手,多见于正中神经损伤。⑤爪形手,为手指呈鸡爪状,尺神经受损,进行性肌萎缩。⑥餐叉样畸形,Colles 骨折时,桡骨远端骨折断端向背侧倾斜,从侧面观察呈餐叉样外观。

2.**触诊** 腕关节桡侧常为诊脉、触及桡动脉、计数脉率的部位。手指活动感觉障碍时,常用别针的针尖均匀地轻刺患者皮肤,了解患者痛觉程度及水平。腕关节、掌和指关节如有红肿、局部隆起时,均应以手指触压有无压痛,如有结节应了解其活动度。

二、下肢检查

下肢包括臀、大腿、膝、小腿、踝和足,检查时应充分暴露被检者下肢以上部位。双侧对比先做一般外形检查,如可用尺子测量或双侧对比法对比双下肢长度是否一致。若一侧肢体缩短,多见于先天性短肢畸形、骨折或关节脱位。观察双下肢外形是否对称、有无静脉曲张和肿胀、皮肤有无出血点、溃疡及色素沉着,最后做下肢各关节的检查。

(一)髋关节

1.**视诊**

(1)步态:嘱被检者步行,检查者通过观察被检者步态判断病变与否。常见的髋关节病变引起的异常步态有跛行、鸭步、呆步等。

（2）畸形：被检者取仰卧位，双下肢伸直，使病侧髂前上棘与躯体正中线保持垂直，腰部放松，腰椎平贴于床面。检查者观察被检者下肢有无超越中线的偏移，以判断髋关节有无畸形。超越中线则为内收畸形，离开中线向外偏移则为外展畸形。

（3）髋关节活动度：检查髋关节是否有屈曲、后伸、内收外展及旋转受限。

2. 触诊

（1）注意观察被检者髋关节周围有无压痛和肿块，如有肿块，应注意肿块大小及肿块是否活动。

（2）观察被检者在被动运动髋关节时（如"4"字征）有无疼痛。嘱被检者取仰卧位，一腿伸直，将患侧下肢小腿交叉到对侧膝关节处。下压时，骶髂关节出现疼痛，或者屈侧膝关节不能触及床面为阳性，提示有髋关节病变。

（二）膝关节

1. 视诊　观察被检者膝关节外形是否正常，局部是否肿大，双侧膝眼是否消失，皮肤有无红肿及窦道形成，关节周围有无肌萎缩。外形观察：令被检者直立，暴露双膝，双腿并拢，观察下肢外形。若有膝外翻，则呈"X"形；若有膝内翻，则呈"O"形，以上两种异常均见于小儿佝偻病。若膝反张导致膝关节过度后伸，可见于小儿麻痹症和膝关节结核。

2. 触诊

（1）压痛：膝压痛见于膝关节炎，髌骨两侧压痛见于髌骨软骨炎，膝关节间隙压痛见于半月板损伤。

（2）肿块：触诊膝关节周围肿块时，应注意肿块具体部位及大小、硬度、活动度、有无压痛及波动感。

（3）活动度：膝关节除屈伸可主动完成外，内旋、外旋常在被动下完成。屈曲可达120°～150°、伸展5°～10°、内旋10°、外旋20°。检查者一手压住被检者大腿制动，另一手抓住被检者踝部完成以上检查。

3. 特殊检查

（1）浮髌试验：被检者取平卧位，下肢伸直放松，检查者一手虎口卡于被检者患膝髌骨上极，并加压压迫髌上囊，另一手示指垂直压髌骨并迅速抬起。按压时，髌骨与关节面有碰触感，松手时髌骨浮起为阳性，多见于中等量以上关节积液。

（2）拇指指甲滑动试验：检查者用拇指指甲背面沿被检者髌骨表面自上而下滑动，如被检者感到疼痛，则提示髌骨骨折。

（3）侧方加压试验：被检者取仰卧位，膝关节伸直，检查者一手握住踝关节向外侧推抬，另一手置于膝关节外上方向内侧推压。如膝关节内侧疼痛，则提示内侧副韧带损伤；

如向相反方向加压,外侧膝关节疼痛,则提示外侧副韧带损伤。

(三)踝关节与足部

1.视诊

(1)小腿:注意观察局部皮肤有无红肿、斑疹、出血点,有无静脉曲张及水肿,过敏性紫癜的皮疹常出现在小腿皮肤上。

(2)关节肿胀:匀称性肿胀见于关节扭伤、结核、化脓性关节炎及类风湿关节炎;局限性肿胀见于腱鞘炎或腱鞘囊肿。

(3)足部:足部畸形常可出现先天性畸形,如扁平足、弓形足、马蹄足、跟足畸形、足内翻和足外翻等。

2.触诊

触诊包括触诊小腿、踝部及足背有无肿胀,压之有无凹陷,在有局部隆起的患处应注意隆起质地、有无压痛及能否移动。同时应注意观察足背动脉搏动、足趾温度及末梢循环情况。

三、操作考核内容及评价

膝关节检查操作考核内容及评价

项目	内容	完成情况		
准备工作	操作者:衣帽整洁,戴好口罩,了解被检者病史	□优秀	□良好	□未完成
	环境:室内安静,温度适宜,光线明暗适中	□优秀	□良好	□未完成
	物品:准备齐全,摆放整齐,功能完好	□优秀	□良好	□未完成
操作步骤	(1)检查前向被检者交代操作目的,取得配合	□优秀	□良好	□未完成
	(2)被检者取坐位或仰卧位,充分暴露双下肢并自然放松,检查者立于被检者的前面或右侧	□优秀	□良好	□未完成
	(3)视诊检查被检者双侧小腿有无皮损、溃烂、皮下出血、浅表静脉曲张、水肿,有无粗细不等、隆起、双侧膝关节有无畸形、肿胀、活动受限等	□优秀	□良好	□未完成
	(4)触诊按压被检者胫前皮肤,观察有无凹陷;按压膝关节,观察膝关节有无压痛,周围有无包块	□优秀	□良好	□未完成
	(5)浮髌试验:左手拇指和其余手指分别固定在被检者膝关节上方两侧,右手拇指和其余手指分别固定在被检者膝关节下方两侧,以一手示指按压髌骨,了解髌骨有无浮动感。若有浮动感,则为浮髌试验阳性	□优秀	□良好	□未完成

续表

项目	内容	完成情况		
操作步骤	(6)膝关节活动度检查:嘱被检者膝关节屈曲,观察小腿后部与大腿后部能否相贴,关节能否伸直	□优秀	□良好	□未完成
	(7)检查时部位指点正确并必须口述检查内容	□优秀	□良好	□未完成
	(8)与被检者沟通检查结果	□优秀	□良好	□未完成
操作评价	(1)熟悉注意事项,无不良事件发生	□优秀	□良好	□未完成
	(2)操作熟练,动作规范,汇报结果清晰正确	□优秀	□良好	□未完成
	(3)体现人文关怀,关心爱护被检者,沟通顺畅	□优秀	□良好	□未完成
总体评价		□优秀	□良好	□未完成

自我检测

1. 什么是杵状指?
2. 什么是浮髌试验?

任务三 肛门检查

实训目标

知识目标	掌握	直肠指诊的检查内容及注意事项	☆☆☆
	熟悉	肛门检查的常见异常现象	☆☆
		肛门检查的内容	☆☆
素质目标		在动作细节处体现人文关怀	☆☆

实训内容

(1)观看肛门检查的教学视频。

(2)教师重点讲解体检要点、易错点并进行示范操作。

(3)分组练习:每4名或5名同学为一组,轮流在直肠指诊模型上练习,相互观摩评价。

(4)实训指导教师巡回指导。

(5)结束后学生如实记录检查内容和结果。

实训物品

检查床、直肠指诊模型、无菌手套、润滑剂。

实训操作

一、检查体位

常用的检查体位有:①肘膝位,即被检者双肘关节屈曲,伏于检查台上,胸部靠近检查台,双膝关节屈曲,臀部抬高,此体位最常用于前列腺、精囊及内镜检查。②左侧卧位,即被检者取左侧卧位,右腿向腹部屈曲,左腿伸直,臀部靠近检查台右边,此法用于病重、年老体弱或女性被检者。③仰卧位或截石位,即被检者仰卧于检查床上,臀部垫高,双腿屈曲、抬高并外展,此法用于重症体弱被检者或膀胱直肠陷凹的检查。④蹲位,即被检者下蹲呈排便姿势,屏气向下用力,此法适用于直肠脱出、内痔及直肠息肉的检查。

二、肛周视诊

检查者用双手拇指分开被检者臀部,观察肛门及周围皮肤颜色是否正常,皱褶是否从肛门向外周呈放射状,肛周有无脓血、黏液、肛裂、瘘管、脓肿、瘢痕、肿块及直肠脱垂。

三、直肠指诊

(1)检查前向被检者交代操作目的,取得配合。

(2)被检者取左侧卧位、肘(胸)膝位时,检查者立于被检者右侧或后面。取截石位时,检查者立于被检者前面。

直肠指诊

(3)检查者戴好手套或指套,涂润滑油。

(4)检查者用右手示指轻轻按摩肛门边缘,并嘱被检者深呼吸,使肛门括约肌松弛。然后将手指轻柔地插入肛门、直肠内触诊。

(5)检查时应注意被检者肛周和直肠周壁有无触痛、肿块、狭窄,手套或指套上有无分泌物及血迹。

(6)与被检者沟通检查结果。

四、操作考核内容及评价

直肠指诊检查操作考核内容及评价

项目	内容	完成情况		
准备工作	操作者:衣帽整洁,戴好口罩,了解被检者病史	□优秀	□良好	□未完成
	环境:室内安静,温度适宜,光线明暗适中,注意隐私保护	□优秀	□良好	□未完成
	物品:准备齐全,摆放整齐,功能完好	□优秀	□良好	□未完成
操作步骤	(1)检查前向被检者交代操作目的,取得配合	□优秀	□良好	□未完成
	(2)被检者取左侧卧位、肘(胸)膝位时,检查者立于被检者右侧或后面。取截石位时,检查者立于被检者前面	□优秀	□良好	□未完成
	(3)直肠指诊方法:①检查者戴好手套或指套,涂润滑油。②以右手示指轻轻按摩肛门边缘,并嘱被检者深呼吸,使肛门括约肌松弛。③然后将手指轻柔地插入肛门、直肠内进行触诊。④检查时应注意被检者肛周和直肠周壁有无触痛、肿块、狭窄,手套或指套上有无分泌物及血迹	□优秀	□良好	□未完成
	(4)检查时部位指点正确并必须口述检查内容	□优秀	□良好	□未完成
	(5)与被检者沟通检查结果	□优秀	□良好	□未完成
操作评价	(1)熟悉注意事项,无不良事件发生	□优秀	□良好	□未完成
	(2)操作熟练,动作规范,汇报结果清晰正确	□优秀	□良好	□未完成
	(3)体现人文关怀,关心爱护被检者,沟通顺畅	□优秀	□良好	□未完成
总体评价		□优秀	□良好	□未完成

自我检测

1.肛门检查时,被检者可以有哪些体位?

2.直肠指诊检查包括哪些内容?

课外阅读

不可忽视的脊柱健康

　　人的衰老最早是从脊柱开始,脊柱柔韧性减弱是人体衰老最早的征兆。直立行走使得身体的负荷压在脊柱上,使脊柱容易出现变形、错位、增生、椎间盘突出等病变。脊柱是神经的重要通道,因脊柱不健康而引起的病症多达上百种。有的会出现头晕、手麻、腰背痛、椎间盘突出、骨质增生等颈腰椎病;有的会因支配内脏的神经受到刺激压迫,引发高血压、心脏病、糖尿病、消化系统疾病等内科病症。许多慢性病及不明原因的疾病都可以在脊柱上找到根源,通过矫正治疗得以解决。一个人的脊柱是否健康关系着他的生活质量,因此,脊柱被喻为"人体的第二生命线"。现代化的生活和工作方式使人们坐着的时间越来越多,如果我们所坐的椅子与桌子的高度搭配不当或者坐姿不当都会造成脊柱劳损。

为了健康,一方面要督促少年儿童养成良好的坐姿和站姿,另一方面向人民群众宣讲保护脊柱的相关知识,推进"健康中国"建设。

项目六

神经系统检查

任务一 神经反射检查

实训目标

知识目标	掌握	浅反射、深反射的检查内容	☆☆☆
		深反射、浅反射各项检查的方法	☆☆☆
	熟悉	神经反射检查的临床意义	☆☆
素质目标		体会"医者生人之术也,医而无术,则不足生人"的含义	☆☆

实训内容

(1)观看神经反射检查的教学视频。

(2)教师重点讲解体检要点、易错点并进行示范操作。

(3)分组练习:每2名或3名同学为一组,按指定项目的要求,由1名同学扮演被检查对象,其余同学轮番扮演医生,交替练习检查内容。

(4)实训指导教师巡回指导。

(5)小组讨论清代名医王世雄所说:"医者生人之术也,医而无术,则不足生人"的含义。

(6)结束后学生如实记录检查内容和结果。

实训物品

检查床、叩诊锤、棉签。

神经反射

实训操作

一、浅反射

通过刺激皮肤、角膜或黏膜引起的反应称浅反射,包括角膜反射、腹壁反射、提睾反射、跖反射和肛门反射等。

（一）角膜反射

被检者取坐位或仰卧位睁眼向内侧注视,检查者用捻成细束的棉絮从被检者视野外接近并轻触外侧角膜,避免触及睫毛。正常反应为被检者被刺激侧迅速闭眼,对侧也出现眼睑闭合反应。

（二）腹壁反射

被检者取仰卧位,下肢稍屈曲,使腹壁松弛。检查者用钝针或棉签等钝性器具分别沿左、右腹壁肋缘下方由外向内轻划皮肤(上腹壁反射,反射中枢为胸髓 7~8 节),沿左、右脐水平由外向内轻划皮肤(中腹壁反射,反射中枢为胸髓 9~10 节),沿左、右腹股沟上方由外向内轻划皮肤(下腹壁反射,反射中枢为胸髓 11~12 节)。

（三）提睾反射

被检者取仰卧位,下肢稍屈曲。检查者以棉签钝头由下向上轻划股内侧上方皮肤。正常反应为同侧提睾肌收缩,睾丸上提。反射中枢为腰髓 1~2 节。

（四）跖反射

被检者取仰卧位,下肢伸直。检查者一只手握住被检查者踝部,另一只手用钝竹签划足底外侧,由足跟向前划至小趾跖关节处再转向内侧,正常反应为足跖屈曲。反射中枢为骶髓 1~2 节。

二、深反射

刺激骨膜、肌腱经深部感受器完成的反射称深反射,又称腱反射。检查时被检查者要合作,肢体肌肉应放松,检查者叩击力度要均匀,两侧要对比。

（一）肱二头肌反射

被检者前臂屈曲,检查者以左拇指置于被检者肘部肱二头肌肌腱上,右手用叩诊锤叩击被检者左拇指,引起该肌收缩,前臂快速屈曲。之后用同样方法检查对侧。反射中枢为颈髓 5~6 节。

（二）肱三头肌反射

被检者外展上臂,半屈肘关节,检查者用左手托住被检者上臂,右手用叩诊锤直接叩击被检者肘后鹰嘴上方肱三头肌肌腱,引起该肌收缩,前臂伸展。反射中枢为颈髓 6~7 节。

（三）桡骨骨膜反射

被检者前臂取半屈半旋前位,检查者用左手托住被检者腕部,使被检者腕关节自然下垂,检查者以叩诊锤叩击被检者桡骨茎突,引起肱桡肌收缩,发生屈肘和前臂旋前动作。反射中枢为颈髓5～6节。

（四）膝反射

被检者取坐位,小腿完全放松下垂,或被检者处仰卧位,检查者以左手托被检者膝关节使之屈曲120°,右手持叩诊锤叩击被检者髌骨下方股四头肌肌腱,引起小腿伸展。反射中枢为腰髓2～4节。

（五）跟腱反射

被检者取仰卧位,髋及膝关节稍屈曲,下肢取外旋外展位。检查者左手将被检者足部背屈成直角,以叩诊锤叩击被检者跟腱,反应为腓肠肌收缩,足向跖面屈曲。反射中枢为骶髓1～2节。

（六）踝阵挛

被检者取仰卧位,髋与膝关节稍屈,检查者一手持被检者小腿,另一手持被检者足掌前端,突然用力使被检者踝关节背屈并维持之。阳性表现为腓肠肌与比目鱼肌发生连续性、节律性收缩,而致足部呈现交替性屈伸动作,提示锥体束以上病变导致深反射亢进。

（七）髌阵挛

被检者下肢伸直,检查者以拇指和示指控住被检者髌骨上缘,用力向远端快速连续推动数次后维持推力。阳性反应为股四头肌发生节律性收缩使髌骨上下移动,提示锥体束以上病变导致深反射亢进。

三、操作考核内容及评价

肱二头肌反射检查操作考核内容及评价

项目	内容	完成情况		
准备工作	操作者:衣帽整洁,戴好口罩,了解被检者病史	□优秀	□良好	□未完成
	环境:室内安静,温度适宜,光线明暗适中	□优秀	□良好	□未完成
	物品:准备齐全,摆放整齐,功能完好	□优秀	□良好	□未完成

续表

项目	内容	完成情况
操作步骤	(1)检查前向被检查者交代操作目的,取得配合 (2)(两种检查方法任选一种)①坐位检查:嘱被检者取坐位,双上肢自然悬垂于躯干两侧。左手托起被检者肘部使其屈肘,前臂稍内旋置于检查者前臂上。左手拇指置于被检者肱二头肌肌腱上,右手持叩诊锤叩击被检者左手拇指。须检查双侧反射。②仰卧位检查:嘱被检者取仰卧位,双上肢自然悬垂于躯干两侧。检查者左手托起被检者肘部并使肘部屈曲,前臂稍内旋置于被检者腹部。检查者左手拇指置于肱二头肌肌腱上,右手持叩诊锤叩由左手拇指。须检查双侧反射	□优秀　□良好　□未完成
	(3)检查时,部位指点正确并必须口述检查内容,如双侧肱二头肌反射是否存在,有无亢进、减弱或消失	□优秀　□良好　□未完成
	(4)与被检者沟通检查结果	□优秀　□良好　□未完成
操作评价	(1)熟悉注意事项,无不良事件发生	□优秀　□良好　□未完成
	(2)操作熟练,动作规范,汇报结果清晰正确	□优秀　□良好　□未完成
	(3)体现人文关怀,关心爱护被检者,沟通顺畅	□优秀　□良好　□未完成
总体评价		□优秀　□良好　□未完成

自我检测

1. 下列反射中不属于浅反射的是(　　　)

A. 角膜反射　　　　　　B. 膝反射　　　　　　C. 跖反射

D. 提睾反射　　　　　　E. 肛门反射

2. 简述腹壁反射检查的方法、部位及对应的脊髓节段。

任务二　脑膜刺激征与病理反射

实训目标

知识目标	掌握	巴宾斯基(Babinski)征检查的方法、阳性表现及临床意义	☆☆☆
		脑膜刺激征的检查内容、阳性表现及临床意义	☆☆☆
	熟悉	奥本海姆(Oppenheim)征、戈登(Gordon)征、查多克(Chaddock)征、霍夫曼(Hoffmann)征检查的方法、阳性表现及临床意义	☆☆
素质目标		体会与被检者的有效沟通技巧	☆☆
		体会系统、细致的神经系统检查对疾病定性、定位诊断的价值	☆☆

实训内容

(1)观看脑膜刺激征与病理反射的教学视频。

(2)教师重点讲解体检要点、易错点并进行示范操作。

(3)分组练习:每2名或3名同学为一组,按指定项目的要求,由1名同学扮演被检查对象,其余同学轮番扮演医生,交替练习检查内容。

(4)实训指导教师巡回指导。

(5)结束后学生如实记录检查内容和结果。

实训物品

检查床、叩诊锤、棉签。

实训操作

一、脑膜刺激征

脑膜刺激征为脑膜受激惹的体征,见于脑膜炎、蛛网膜下腔出血和颅压增高等。常用项目包括颈强直、克氏(Kernig)征和布氏(Brudzinski)征。

1. 颈强直　被检者取仰卧位,两腿伸直。检查者以一手托住被检者枕部,另一手置于被检者胸前,嘱被检者做屈颈动作。如感觉到抵抗力增强,即为颈部阻力增高或颈强直。在排除颈椎或颈部肌肉局部病变后即可认为有脑膜刺激征。

2. Kernig 征　被检者取仰卧位,下肢伸直。检查者托起被检者一侧大腿,使被检者髋、膝关节屈曲成直角,然后用一手固定被检者膝关节,另一手握住被检者足跟,将被检者小腿慢慢抬高至膝关节伸直。正常情况下,膝关节可达135°以上。如被检者伸膝受阻且伴疼痛与屈肌痉挛,则为阳性。

3. Brudzinski 征　被检者取仰卧位,下肢伸直。检查者用一手托起被检者枕部,另一手按于被检者胸部,嘱被检者做屈颈动作,如被检者双髋与膝关节同时屈曲,则为阳性。

二、病理反射

病理反射指锥体束病损时,大脑失去了对脑干和脊髓的抑制作用而出现的异常反射。1 岁半以内的婴幼儿由于神经系统发育未完善,也可出现这种反射,但不属于病理性。病理反射主要包括Babinski 征、Oppenheim 征、Gordon 征、Chaddock 征、Hoffmann 征,其中临床上以 Babinski 征最为常用和重要。

Babinski 征检查

1. Babinski 征　被检者仰卧,下肢伸直。检查者一手持被检者踝部,另一手用钝头划足底外侧,由足跟向前至近小趾跖关节处转向拇趾侧。阳性反应为拇趾背伸,余趾呈扇形展开。

2. Oppenheim 征　检查者用拇指及示指沿被检者胫骨前缘用力由上向下滑压,阳性表现同 Babinski 征。

3. Gordon 征　检查者用拇指和其他四指捏压被检者腓肠肌,阳性反应同 Babinski 征。

4. Chaddock 征　检查者用棉签从被检者外踝下方由后向前轻划足背外侧部皮肤至跖趾关节处,阳性表现同 Babinski 征。

5. Hoffmann 征　检查者用左手握住被检查者腕部,用右手示指和中指夹住被检者的中指稍向上提,使腕部轻度过伸,然后用拇指急速弹刮被检者中指的指甲,阳性反应表现为其余四指的屈曲反应。

三、操作考核内容及评价

Babinski 征检查操作考核内容及评价

项目	内容	完成情况		
准备工作	操作者:衣帽整洁,戴好口罩,了解被检者病史	□优秀	□良好	□未完成
	环境:室内安静,温度适宜,光线明暗适中	□优秀	□良好	□未完成
	物品:准备齐全,摆放整齐,功能完好	□优秀	□良好	□未完成

续表

项目	内容	完成情况		
操作步骤	(1)检查前向被检查者交代操作目的,取得配合	□优秀	□良好	□未完成
	(2)嘱被检者去枕取仰卧位,双上肢伸直放于躯干两侧,双腿自然放松,检查者立于被检者右侧	□优秀	□良好	□未完成
	(3)检查方法正确:①左手扶持被检者踝关节。②右手用钝针或棉签等钝性器具沿足底外侧缘由后向前划至小趾跖关节处转向趾侧。③用同样方法检查另一侧	□优秀	□良好	□未完成
	(4)检查时,部位指点正确并必须口述检查内容:Babinski 征阳性表现为拇指背伸,其余四趾呈扇形张开	□优秀	□良好	□未完成
	(5)与被检者沟通检查结果	□优秀	□良好	□未完成
操作评价	(1)熟悉注意事项,无不良事件发生	□优秀	□良好	□未完成
	(2)操作熟练,动作规范,汇报结果清晰正确	□优秀	□良好	□未完成
	(3)体现人文关怀,关心爱护被检者,沟通顺畅	□优秀	□良好	□未完成
总体评价		□优秀	□良好	□未完成

自我检测

1. 脑膜刺激征包括哪几项?

2. 下列选项不属于病理征的是(　　　　)

A. Oppenheim 征　　　　B. Hoffmann 征　　　　C. Gordon 征

D. Chaddock 征　　　　E. Romberg 征

课外阅读

特鲁多医生的墓志铭

在神经系统查体中,我们认识了很多神经系统疾病,这些病往往有致死率高、致残率高等特点。许多患者尽管经过了积极治疗,仍然不能完全康复,这让很多年轻医师和医学生陷入迷茫。也许,下面这段墓志铭会给我们一些启示。

1837 年,24 岁的医学院学生特鲁多患上那个年代的不治之症——肺结核,为此来到人烟稀少的撒拉纳克湖畔等待死亡。然而,令人惊奇的是,在远离城市喧嚣的乡村,他的身体和心情竟慢慢地好起来了,不久居然完成学业并获得了博士学位。后来,他在湖畔创建了美国第一家结核病专科疗养院,成了美国首位分离出结核杆菌的人,并且还创办了一所结核病大学。不幸的是，1915 年，特鲁多医生最终还是死于结核病。他被埋葬在撒拉纳克湖畔。

特鲁多的墓碑上镌刻着至今仍熠熠闪光的墓志铭："有时去治愈，常常去帮助，总是去安慰"，这是对他一辈子行医生涯的概括与总结，对于医学和医生来说意义非凡。它明确指出，医学并不能治愈一切疾病，不能成功地治愈每一个病人；医学乃人学，饱含着人文精神，医学不仅要始终盯住病魔，更要正视处在痛苦中的患者。

项目七

问诊与病历书写

任务一　问　诊

实训目标

知识目标	掌握	问诊的主要内容、方法和技巧	☆☆☆
	了解	问诊的重要性	☆☆
		通过问诊,体会如何建立良好的医患关系	☆☆
素质目标		体会与患者沟通的技巧	☆☆
		体会树立以人为本的医学理念	☆☆

实训内容

(1)观看问诊的教学视频。

(2)教师复习讲解问诊的内容、方法、技巧以及注意事项。

(3)教师结合具体患者或标准化患者进行问诊示教。

(4)学生结合具体患者或标准化患者分组练习问诊,教师进行实训指导。

(5)练习结束后,学生按照病历书写的格式及内容,将问诊内容如实记录。

实训物品

标准化模拟患者、笔、记录本。

实训操作

一、问诊的内容

问诊的内容

问诊的内容是住院病历所要求的病史采集的全部内容,包括一般项目、主诉、现病史、既往史(系统回顾)、个人史、婚姻史、月经史、生育史、家族史九项内容。

（一）一般项目

一般项目包括姓名、性别、年龄、民族、籍贯、婚姻、职业、电话号码、工作单位、现住址、入院日期、记录日期、病史陈述者及可靠性。其中年龄为患者具体年龄,年龄单位可为岁/天/月;现在住址需详填;病史陈述者若不是患者本人,应注明与患者的关系。

（二）主诉

主诉要简明扼要,用一两句话高度概括即可,格式为症状(体征)+时间。如前后不同时间出现多个症状,则需按其发生的先后顺序分别记录。

（三）现病史

1.发病情况　记录患病的时间及起病情况。

2.主要症状特点　包括主要症状出现的部位、性质、持续时间、程度、缓解或加剧的因素。

3.病因与诱因

4.病情的发展和演变

5.伴随症状　记录伴随症状包括必要的阴性症状,描述伴随症状与主要症状之间的相互关系。

6.诊治经过　仅供医生参考,不可照搬原诊断。

7.病程中的一般情况　患者患病后的精神状态,食欲及饮食的改变,睡眠与大小便的情况,体重的改变。

（四）既往史

既往史包括既往的健康状况和过去曾患过的疾病(包括各种传染病)、外伤手术史、预防接种史、过敏史、输血史,特别是与目前所患疾病有密切关系的情况。对药物、食物、化学品或其他任何物质过敏,均应该详细询问和记录。

系统回顾:头颅及五官、呼吸系统、循环系统、消化系统、泌尿系统、造血系统、内分泌与代谢系统、肌肉骨骼系统、神经精神系统。

（五）个人史

个人史包括出生地、居住与旅游地区和居留时间(尤其是疫源地和地方病流行区);职业及工作条件;习惯与嗜好;冶游史;吸毒史等。

（六）婚姻史

未婚或已婚、结(再)婚年龄、配偶健康状况、性生活情况及夫妻关系如何等。如丧偶,要询问配偶死亡时间和死因。

(七)月经史

月经初潮年龄、月经周期和经期天数、经血的量和颜色、有无痛经、白带异常与否、末次月经日期、闭经日期、绝经年龄。

(八)生育史

初孕年龄,妊娠与生育次数,人工或自然流产次数,有无早产、死产、难产、手术产、产褥感染及计划生育状况等。对男性患者应询问是否患过影响生育的疾病。

(九)家族史

询问父母与同胞兄弟、姐妹及子女的健康情况,特别应询问有无与患者类似的疾病和与遗传有关的疾病,对已死亡的直系亲属要问明死因与年龄。

二、问诊的方法和技巧

7.1.2

问诊的方法和技巧

(1)从礼节性的交谈开始,对患者亲切、耐心,营造宽松和谐的环境,消除患者的不安情绪,取"信"于患者。

(2)询问病史要程序化。问诊一般从主诉开始,逐步深入进行有目的、有层次、有顺序的询问。

(3)询问时间要准确。问诊要明确患者所陈述症状或体征的准确时间及其先后顺序。

(4)询问症状要详细。对主要症状要详细询问特点,包括出现的部位、性质、持续时间、程度、缓解和加剧的因素等。

(5)问诊语言要通俗易懂。避免使用有特定意义的医学术语;避免重复提问;避免暗示性的提问。

(6)及时核实患者陈述中不确切或有疑问的情况。

(7)区别对象问诊。一般患者,需详细问诊。急危重者,先扼要询问,病情好转后再做补充。小儿患者或昏迷患者,需家长或知情人代述的,要注意其可靠性。对老年患者应减慢问诊速度,必要时可做适当重复。

(8)注意保护性医疗制度,避免刺激性表情和语言。

(9)问诊结束应感谢患者合作,同时解答其提出的疑虑和要求,说明下一步计划以及对患者的要求和希望等。

三、问诊的注意事项

态度诚恳耐心,语言通俗易懂,杜绝暗示诱导,避免心理损害,减少重复提问,把握问诊节奏,及时核对信息,区分轻重缓急,保护患者隐私,忌审问式问诊。

四、操作考核内容及评价

问诊操作考核内容及评价

项目	内容	完成情况		
准备工作	素质要求:着装整洁,举止大方,口齿清楚,爱护患者,体现人文关怀	□优秀	□良好	□未完成
	自我介绍,说明目的,取得配合	□优秀	□良好	□未完成
	检查者准备:洗手,准备笔、纸等相应用品	□优秀	□良好	□未完成
	环境准备:室温适宜,光线充足,环境安静	□优秀	□良好	□未完成
问诊项目	(1)一般项目(包括患者姓名、年龄、籍贯、民族、职业等)	□优秀	□良好	□未完成
	(2)现病史 起病情况	□优秀	□良好	□未完成
	主要症状特点	□优秀	□良好	□未完成
	病情的发展与演变	□优秀	□良好	□未完成
	伴随症状,与鉴别诊断相关的隐形病史	□优秀	□良好	□未完成
	诊疗经过	□优秀	□良好	□未完成
	病后一般情况	□优秀	□良好	□未完成
	(3)既往史	□优秀	□良好	□未完成
	系统回顾:呼吸系统、循环系统、消化系统、泌尿系统、造血系统、内分泌系统及代谢、神经精神系统、肌肉骨骼系统等	□优秀	□良好	□未完成
	(4)个人史	□优秀	□良好	□未完成
	(5)月经生育史	□优秀	□良好	□未完成
	(6)婚姻史	□优秀	□良好	□未完成
	(7)家族史	□优秀	□良好	□未完成
问诊技巧	(1)问诊应有过渡语言,从一般到特殊的提问	□优秀	□良好	□未完成
	(2)语言通俗易懂(不用医院名称或术语提问,如果使用术语,立即向被检者解释)	□优秀	□良好	□未完成
	(3)问诊中能主导被检者回答与疾病相关的问题	□优秀	□良好	□未完成
	(4)无诱导性提问、暗示性提问、诘难性提问及连续性提问	□优秀	□良好	□未完成
	(5)询问时注意聆听,不轻易打断患者讲话,不出现难堪的提问停顿	□优秀	□良好	□未完成
	(6)思路清晰、全面细致、重点突出,能抓住病情主要特点并有相关鉴别	□优秀	□良好	□未完成
	(7)引证核实患者提供的信息	□优秀	□良好	□未完成
	(8)能运用技巧询问患者较敏感的问题,尊重患者隐私	□优秀	□良好	□未完成
	(9)问诊应有结束语	□优秀	□良好	□未完成

自我检测

1. 以下有关问诊不正确的是(　　)

A. 危重患者扼要询问后先抢救

B. 要使用通俗的语言

C. 小儿或昏迷患者可询问监护人或知情者

D. 要全面了解、重点突出

E. 要给患者一定的暗示

2. 以下问诊方法不正确的是(　　)

A. 避免重复提问

B. 避免诱导或暗示患者

C. 首先有礼节的自我介绍

D. 尽量使用医学术语

E. 从一般性问题开始提问

3. 诊断疾病最基本最重要的手段是(　　)

A. 详细的问诊　　　　B. 全面体检　　　　C. 实验室检查

D. 心电图检查　　　　E. 影像检查

4. 病史的主体部分是(　　)

A. 主诉　　　　　　　B. 现病史　　　　　C. 既往史

D. 个人史　　　　　　E. 家族史

5. 患者嗜好烟、酒、茶等习惯属于(　　)

A. 主诉　　　　　　　B. 家族史　　　　　C. 过往史

D. 个人史　　　　　　E. 现病史

6. 下列属于暗示性提问或逼问的是(　　)

A. 您哪儿不舒服?

B. 您腹痛有多久?

C. 您什么时间开始起病的?

D. 您的大便是黑色的吗?

E. 您曾经有过类似的腹痛吗?

7. 以下问诊时不恰当的提问是(　　)

A. 什么情况疼痛加重?

B. 发病后用过哪些药物?

C. 多在什么情况下发病?

D. 您的尿液是红色的吗?

E. 您哪儿不舒服?

8. 下列属于现病史内容的是(　　　)

A. 社会经历　　　　　　B. 职业及工作条件　　C. 习惯嗜好

D. 生育史　　　　　　　E. 诊疗经过

9. 下列属于既往史的是(　　　)

A. 病因与诱因　　　　　B. 预防注射　　　　　C. 诊疗经过

D. 工业毒物接触史　　　E. 生活习惯

10. 以下关于主诉的叙述不恰当的是(　　　)

A. 患者感受最主要的痛苦

B. 最明显的症状或体征

C. 本次就诊最主要的原因

D. 包括症状及其持续时间

E. 医生对患者的诊断用语

11. 问诊有哪些内容?

任务二　病历书写

实训目标

知识目标	掌握	住院病历的书写格式和内容	☆ ☆ ☆
		病历书写基本规则和要求	☆ ☆
	了解	病历书写的意义	☆ ☆
素质目标		养成严谨缜密、实事求是的工作态度	☆ ☆

实训内容

(1)教师复习讲解住院病历的书写格式和内容。

(2)利用多媒体设备展示标准病历。

(3)学生结合具体患者或标准化患者分组进行问诊和全身体格检查练习。

(4)学生按照规定的格式及内容书写住院病历。

(5)教师详细修改学生书写的病历并进行总结、点评,使学生建立病历书写的完整概念。

实训物品

体检用物、病历夹、标准病历、病历记录纸、笔。

实训操作

一、住院病历的书写格式和内容

(一)病史部分(参考项目七任务一问诊部分)

一般项目、主诉、现病史、既往史(系统回顾)、个人史、婚姻史、月经史、生育史、家族史。

(二)体格检查

必须认真、仔细,按部位和系统顺序进行,既有所侧重,又不遗漏阳性体征。包括以下内容:

(1)生命体征。

(2)一般状况。

(3)皮肤、黏膜。

(4)全身浅表淋巴结。

(5)头部及其器官。

(6)颈部。

(7)胸部(包括胸廓、肺脏、心脏及血管检查)。

(8)腹部。

(9)肛门及直肠。

(10)外生殖器。

(11)脊柱及四肢。

(12)神经反射。

(三)实验室及器械检查(主要的阳性及阴性结果)

略。

(四)病历摘要

病历摘要是对患者病史、体格检查、实验室及器械检查等资料的高度概括。其他医师通过摘要能了解患者的基本病情,字数在300字左右为宜。

(五)初步诊断

入院时的诊断一律写"初步诊断",写在病历末页中线右侧。诊断要名称确切,主次有别,按照诊断内容书写格式与要求书写。对一时难以确定诊断的疾病可在病名后加问号,或以某症状待诊或待查,如:"肺结核?""发热原因待查"。

(六)医生签名

二、病历书写的基本规则和要求

(1)格式统一,项目完整。
(2)内容真实,记录及时。
(3)用词规范,表述准确。
(4)字迹工整,修改规范。
(5)注重法律,尊重权利。

三、住院病历模板

住院病历			
姓 名		籍 贯	
性 别		民 族	
年 龄		入院日期	
婚 姻		记录日期	
职 业		病史陈述者	
单位或住址		可靠程度	
主诉:			
现病史:			
既往史:			
系统回顾: 　　呼吸系统:无咳嗽、咳血、胸痛、发热、盗汗史。 　　循环系统:无心慌、气短、紫绀、心前区疼、下肢水肿及高血压史。 　　消化系统:无食欲不振、反酸、嗳气、吞咽困难、呕吐、腹痛、腹胀、腹泻及黑便史。 　　泌尿生殖系统:无尿急、尿频、尿痛、血尿、夜尿增多以及颜面水肿史。 　　血液系统:无苍白、乏力、皮下瘀血及出血点、鼻衄、齿龈出血史。 　　内分泌及代谢:无发育畸形,无性功能改变,无第二性征变化及性格的改变,有无闭经、泌乳、肥胖等改变;有无营养障碍、多饮、多食、视野障碍等;有无皮肤色素沉着、毛发分布异常等。 　　肌肉及关节:无红、肿、热、痛和活动障碍史。 　　神经系统:无头痛、头晕、眩晕、失眠、抽搐、精神障碍、肢体痉挛及瘫痪史。			

个人史:无外地久居史,无血吸虫病疫水接触史,无地方病或传染病流行区居住史,无毒物、粉尘及放射性物质接触史,生活较规律,缺乏体力活动等不健康生活习惯。无冶游史,无性病史。
月经及婚育史:月经初潮____岁,经期____天,周期____天,末次月经日期____,经量中等,无痛经,月经规律。适龄结婚,G____P____,育有____子____女,家庭和睦,配偶体健,子女体健。
家族史:无其他家族性遗传病、传染病史,无冠心病早发家族史,无糖尿病、高血压家族史。
体格检查
体温_____℃　　脉搏_____次/分　　呼吸_____次/分　　血压_____mmHg
一般情况:发育正常,营养良好,体形正常,无急、慢性病容,自主体位,表情自然,神志清楚,步入病房,查体合作。
皮肤、黏膜:色泽正常,湿度正常,弹性良好,未见水肿、出血点、皮疹、蜘蛛痣、皮下结节或肿块、黏膜溃疡及疤痕。
淋巴结:全身及局部浅表淋巴结未及肿大。
头部:头颅大小及形态正常,无异常包块或凹陷,无压痛。头发色黑,分布均匀。
眼:眉毛分布均匀,无稀疏脱落,眼睑无水肿,无倒睫。眼球无异常凸出及凹陷。眼球运动正常,无震颤。结膜无充血、无苍白,巩膜瓷白无黄染,角膜透明无白斑。双侧瞳孔等大、等圆,直径2mm,直接、间接对光反射存在。调节反射,辐辏反射存在。
耳:耳郭外形正常,外耳道通畅,无异常分泌物,乳突无压痛,听力粗测正常。
鼻:鼻外形正常,无鼻翼扇动,鼻中隔居中,鼻腔通畅,无出血,无异常分泌物,鼻窦区无压痛。
口腔:口唇无紫绀,黏膜粉红无溃疡,无缺齿、龋齿、义齿,牙龈无出血、无溢脓,舌苔薄白,伸舌居中无震颤,咽无充血,悬雍垂居中,扁桃体未见肿大。
颈部:双侧对称,无包块,颈软无抵抗,未见颈动脉异常搏动或颈静脉怒张。气管居中,甲状腺无肿大,未及结节,未闻及颈部血管杂音。
胸部:胸廓对称,无畸形、局部隆起、凹陷、压痛。胸壁无水肿、皮下气肿、肿块,无胸壁静脉怒张。 肺脏 　视诊:双侧呼吸运动对称,肋间隙正常。 　触诊:胸廓扩张度对称,语颤对称,无胸膜摩擦感及皮下捻发感。 　叩诊:叩诊清音,肺下界在右锁骨中线第6肋间、双侧腋中线第8肋间、双侧肩胛线第10肋间,肺下界移动度7厘米。 　听诊:双肺呼吸音清,未闻及干啰音、湿啰音及哮鸣音。语音传导对称,无增强或减弱,无胸膜摩擦音。 心脏: 　视诊:心前区无异常搏动及隆起,未见明显心尖冲动。 　触诊:心尖冲动位于第5肋间左锁骨中线内0.5 cm处,范围2 cm,无弥散。无抬举样心尖冲动。各瓣膜区未及震颤,无心包摩擦感。

叩诊:心脏左右浊音界如下

右(cm)	肋间	左(cm)
2	Ⅱ	2.5
2.5	Ⅲ	3.5
3	Ⅳ	6
	Ⅴ	8

注:左锁骨中线距正中线7.5厘米

听诊:心率_____次/分,律齐,心音有力,$A_2 = P_2$,未闻及额外心音及心脏杂音,未闻及心包摩擦音。

周围血管:双侧桡动脉及足背动脉搏动对称正常,脉搏_____次/分。无交替脉,无水冲脉,无脉搏短绌,无奇脉。毛细血管搏动征阴性。未闻及大血管枪击音。

腹部:

视诊:腹部平坦,腹式呼吸存在,无腹壁静脉曲张,无疤痕,无胃肠型及蠕动波,无疝。

触诊:腹软无紧张,无异常包块,无压痛、反跳痛;剑下肋下未触及肝;脾未及;胆囊未及,Murphy征阴性;肾未及。

叩诊:全腹叩鼓音,无肝、脾、肾区叩击痛,移动性浊音阴性。

听诊:肠鸣音正常,5次/分,无气过水声。未闻腹部血管杂音。

肛门、外生殖器:(未查)

脊柱四肢:脊柱外形正常无侧凸,各向活动度正常,无压痛,无直接、间接叩击痛。四肢外形正常,各向活动度正常,肌力正常对称,肌张力正常,双侧无下肢静脉曲张及水肿,浮髌试验阴性,无杵状指/趾。

神经系统:腹壁浅反射存在,双侧肱二头肌、肱三头肌及桡骨膜反射存在。双侧膝腱反射及跟腱反射存在。Brudzinski征及Kernig征阴性,双侧Babinski征、Hoffmann征、Gordon征及Oppenheim征阴性。

专科检查

辅助检查

病历摘要

初步诊断:

医师××/实习医师×××

四、病历书写注意事项

(1)内容客观、真实、准确、无漏项、重点突出、层次分明。

(2)主诉时间与现病史时间相符。

(3)现病史与诊断相符。

（4）症状和体征应用医学术语记录，病例书写中不可以直接写诊断名词，如不能书写为"糖尿病3年"，应写为"多饮、多食、多尿3年"。

（5）度量衡单位必须用法定计量单位。

（6）药物过敏者，应在病历中用红色字注明过敏药物的名称。

（7）疾病诊断、手术及各种治疗操作的名称和书写应符合国际编码要求。

（8）书写工整、清楚，标点符号使用正确，无错别字，无涂改。

（9）住院病历、入院记录应于患者入院24小时内完成，危重患者的病历要及时完成，抢救记录应在抢救结束后6小时内完成。

（10）各种记录应注明年、月、日，急诊、抢救等记录应注明到时、分，采用24小时制和国际记录方法。

五、操作考核内容及评价

病历书写操作考核内容及评价

项目	内容	完成情况
准备工作	1. 医生准备:着装整洁、举止大方;态度和蔼、语言恰当;自我介绍、说明目的、争取被检者配合;剪指甲、洗手、避免交叉感染;注意保护被检查隐私	□优秀 □良好 □未完成
	2. 环境准备:室温舒适、光线充足、环境安静	□优秀 □良好 □未完成
	3 用物准备:①体检用物:手电筒、压舌板、血压计、体温计、听诊器、叩诊锤、直尺、卷尺、棉签、大头针等;②其他用物:标准病历、病历书写笔记纸、笔等	□优秀 □良好 □未完成
病历书写项目	一般项目:项目齐全	□优秀 □良好 □未完成
	主诉(简明扼要、重点突出、用语恰当、时间准确)	□优秀 □良好 □未完成
	现病史 — 起病情况	□优秀 □良好 □未完成
	现病史 — 详细记录主要症状	□优秀 □良好 □未完成
	现病史 — 疾病的发生、发展及演变过程要清楚	□优秀 □良好 □未完成
	现病史 — 伴随症状,有鉴别诊断的阴性症状记录	□优秀 □良好 □未完成
	现病史 — 诊疗过程	□优秀 □良好 □未完成
	现病史 — 病后一般情况	□优秀 □良好 □未完成
	既往史	□优秀 □良好 □未完成
	系统回顾:呼吸、循环、消化、泌尿、造血、内分泌与代谢、神经精神、肌肉骨骼等系统情况	□优秀 □良好 □未完成
	个人史	□优秀 □良好 □未完成

项目		内容	完成情况
病历书写项目		月经史、婚姻史、生育史及家族史	□优秀 □良好 □未完成
		生命体征(体温、呼吸、脉搏、血压)	□优秀 □良好 □未完成
		一般项目(营养、发育体型、面容表情、意识、体位、步态姿势)	□优秀 □良好 □未完成
		皮肤黏膜及淋巴结	□优秀 □良好 □未完成
		头颈部	□优秀 □良好 □未完成
	胸部	胸廓、胸壁与乳房	□优秀 □良好 □未完成
		肺部	□优秀 □良好 □未完成
		心脏	□优秀 □良好 □未完成
		血管	□优秀 □良好 □未完成
	腹部	肝脏	□优秀 □良好 □未完成
		脾脏	□优秀 □良好 □未完成
		其他	□优秀 □良好 □未完成
		脊柱、四肢及神经反射	□优秀 □良好 □未完成
		实验室及器械检查	□优秀 □良好 □未完成
		病历摘要(简明扼要、重点突出、提示诊断根据)	□优秀 □良好 □未完成
		诊断:科学、完整、准确、多种病主次清楚	□优秀 □良好 □未完成
		医生签字(全名)	□优秀 □良好 □未完成
病历书写注意事项		主诉内容、时间与现病史内容、时间相符	□优秀 □良好 □未完成
		现病史与诊断相符	□优秀 □良好 □未完成
		内容客观、真实、准确、无漏项、重点突出、层次分明	□优秀 □良好 □未完成
		医学用语准确、语句简练	□优秀 □良好 □未完成
		书写工整、清楚,标点符号正确,无错别字、无涂改	□优秀 □良好 □未完成
总体评价			□优秀 □良好 □未完成

自我检测

1. 病史中最重要的是(　　　)

A. 个人史　　　　　　　B. 婚姻史　　　　　　　C. 家族史

D. 既往史　　　　　　　E. 现病史

2. 以下不属于现病史内容的是(　　　)

A. 手术史　　　　　　　B. 起病时的情况　　　　C. 病情的发展与演变

D. 主要症状及伴随症状　　　E. 诊治经过

3. 以下对主诉的理解正确的是(　　)

A. 症状加持续时间　　　B. 体征加持续时间　　　C. 病名加持续时间

D. 症状或体征加持续时间　　E. 症状、体征和病名加持续时间

4. 婚姻史的内容不包括(　　)

A. 有无淋病、梅毒等性病接触史　　　　　　　B. 夫妻关系

C. 性生活　　　　　　D. 配偶健康状况　　　　　　E. 患者婚否

5. 下列不符合主诉要求的是(　　)

A. 反复咳嗽、咳痰、喘息 20 年,加重 2 年　　　B. 活动后心慌气短 2 年,下肢水肿半月

C. 反复发作的右侧头痛　　　D. 上腹部疼痛反复发作 3 年,2 小时前呕血约 200 mL

E. 尿急、尿频、尿痛 2 天

📖 课外阅读

病历的起源

世界上最早的病历是在公元前 6 世纪时出现的。在古希腊阿戈利斯湾的东海岸的一个村子里,矗立着一尊神像——医神阿克勒庇俄斯。为了祈求自己的疾病能早日康复,每天都有不少病人到神像前顶礼膜拜。庙内的祭司们便为这些虔诚的病人记录下他们的病情、症状和治疗结果,并妥善保管起来,这便是最早的病历。

而我国的病历出现在公元前 3 世纪,当被时称为"诊籍",是由西汉名医淳于意最早使用的。为了准确、详尽地掌握病人的患病情况,每次看病时淳于意都将病人的姓名、住址、病程、处方、诊疗日期等详尽地记录下来,同时还将治愈和死亡的病例做了详细记录,成为极具价值的古代医学研究资料。

项目八

实验室检查

任务一 血液学检查

实训目标

知识目标	掌握	血液一般检测的基本内容及临床意义	☆☆
		糖代谢、脂代谢、心肌损伤标志物检测的主要项目及临床意义	☆☆☆
		钾、钠、氯、钙离子检测的临床意义	☆☆☆
	熟悉	检验结果的影响因素	☆☆
	了解	临床检验各标本采集要求及注意事项	☆
素质目标		运用临床思维综合判断病情,避免以检验结果为唯一诊断依据	☆☆☆

实训内容

(1)教师讲解血液学检查的内容与方法。

(2)学生对检查结果进行判读,并解释临床意义。

(3)书写实验报告。

实训操作

一、血常规检查

(一)血红蛋白(Hb)和红细胞(RBC)

【参考值】健康人群血红蛋白和红细胞参考值见表8-1-1。

表8-1-1   健康人群血红蛋白和红细胞数参考值

对象	参考值	
	RBC($\times 10^{12}$/L)	Hb(g/L)
成年男性	4.0~5.5	120~160
成年女性	3.5~5.0	110~150
新生儿	6.0~7.0	170~220

【临床意义】

1. 红细胞及血红蛋白增多

(1)相对性增多:见于严重呕吐、腹泻、大量出汗、大面积烧伤、慢性肾上腺皮质功能减退、尿崩症、甲亢危象、糖尿病酮症酸中毒等。

(2)绝对性增多:见于继发性红细胞增多症(如红细胞生成素代偿性增加、红细胞生成素非代偿性增加),真性红细胞增多症。

2. 红细胞及血红蛋白减少

(1)生理性减少:见于婴幼儿、15 岁以前儿童、部分老年人及妊娠中晚期。

(2)病理性减少:见于各种贫血。

(二)白细胞(WBC)

【参考值】成人为$(4\sim10)\times10^9/L$,新生儿为$(15\sim20)\times10^9/L$,6 个月~2 岁幼儿为$(11\sim12)\times10^9/L$。

【临床意义】白细胞总数小于$4\times10^9/L$ 为白细胞减少,中性粒细胞绝对值小于$1.5\times10^9/L$ 为粒细胞减少症,中性粒细胞绝对值小于$0.5\times10^9/L$ 为粒细胞缺乏症。

(1)中性粒细胞增多:见于急性感染、严重组织损伤及大量血细胞破坏、急性大出血、急性中毒、白血病、骨髓增殖性疾病及恶性肿瘤。

(2)中性粒细胞减少:见于感染、再生障碍性贫血、巨幼细胞性贫血等。

(三)血小板计数(Plt)

【参考值】正常血小板计数参考值为$(100\sim300)\times10^9/L$

【临床意义】

1. 血小板减少

(1)血小板生成障碍:如再生障碍性贫血、急性白血病、巨幼细胞贫血。

(2)血小板破坏或消耗增多:见于原发性血小板减少性紫癜、系统性红斑狼疮(SLE)、弥散性血管内凝血(DIC)、血栓性血小板减少性紫癜(TTP)、上呼吸道感染、输血后血小板减少症等。

(3)血小板分布异常,如脾大。

2. 血小板增多 见于骨髓增殖性疾病、慢性粒细胞白血病、急性感染、急性溶血和癌症患者。

(四)化验单判读

患者,男,64 岁,"咳嗽、咳痰 5 天"入院。血常规检查结果见图 8-1-1,判读此血常规化验单,并思考各项指标的正常值和临床意义。

序	代号	项目名称	结果	参考区间	单位	序	代号	项目名称	结果	参考区间	单位
1	WBC	白细胞	32.25	↑3.5 9.5	10^9/L	17	MCHC	平均血红蛋白浓度	333.00	316~354	g/L
2	NE%	中性粒细胞比率	84.11	↑40~75	%	18	RDW	红细胞分布宽度	11.7	11.5~16.5	%
3	LY%	淋巴细胞比率	6.81	↓20~50	%	19	PLT	血小板	84.00	↓125~350	10^9/L
4	MO%	单核细胞比率	9.82	3~10	%	20	PDW	血小板分布宽度	18.80	10~20.1	fL
5	EO%	嗜酸性粒细胞比率	0.08	↓0.4~8	%	21	MPV	平均血小板体积	7.50	5~13	fL
6	BA%	嗜碱性粒细胞比率	0.18	0.0~1.0	%	22	PCT	血小板压积	0.06	↓0.08~0.3	
7	NE	中性粒细胞数	26.29	↑1.8~6.3	10^9/L						
8	LY	淋巴细胞数	1.18	1.1~3.2	10^9/L						
9	MO	单核细胞	3.19	↑0.1~0.6	10^9/L						
10	EO	嗜酸性粒细胞	0.03	0.02~0.52	10^9/L						
11	BA	嗜碱性粒细胞	0.06	0~0.06	10^9/L						
12	RBC	红细胞	2.98	↓4.3~5.8	10^{12}/L						
13	HGB	血红蛋白	94.00	↓130~175	g/L						
14	HCT	红细胞压积	28.20	↓40~50	%						
15	MCV	红细胞平均体积	94.60	82~100	fL						
16	MCH	平均血红蛋白量	31.50	27~34	pg						

备注：见幼稚粒细胞

图 8-1-1　血常规检查

结果记录

项目	结果	参考值	临床意义
白细胞			
中性粒细胞比率			
淋巴细胞比率			
单核细胞			
嗜酸性粒细胞比率			
嗜碱性粒细胞比率			
红细胞			
血红蛋白			
红细胞压积			
红细胞平均体积			
平均血红蛋白量			
平均血红蛋白浓度			
血小板			
血小板分布宽度			
平均血小板体积			
血小板压积			

【诊断提示】该患者诊断为:1.肺炎;2.多发性脑梗死;3.2型糖尿病;4.症状性癫痫;5.气管造口状态;6.低蛋白血症;7.电解质紊乱;8.贫血。

二、生物化学检查

(一)无机元素检查

1.血清钾离子测定

【参考值】间接离子选择性电极法:3.5~5.3 mmol/L。

【临床意义】

(1)血清钾离子增高:见于输入过多、钾离子排泄障碍、细胞内钾离子移至细胞外液。

(2)血清钾离子降低:见于钾离子摄入不足、钾离子丢失过多、细胞外钾离子大量进入细胞内。

2.血清钠离子测定

【参考值】间接离子选择性电极法:137~147 mmol/L。

【临床意义】

(1)血清钠离子增高:见于输入含钠离子溶液过多、肾排钠离子减少。

(2)血清钠离子降低:见于丢失过多、慢性肾炎并发尿毒症或糖尿病酸中毒、慢性肾上腺皮质功能不全、大量使用利尿剂、大面积烧伤或出现大量肺泡渗出物。

3.血清氯离子测定

【参考值】间接离子选择性电极法:99~110 mmol/L。

【临床意义】血清氯离子浓度低于95 mmol/L为低氯血症,血清氯离子浓度高于105 mmol/L为高氯血症,血清氯离子变化与钠离子呈平行关系,低氯血症常伴有低钠血症。

(二)血糖及其代谢相关检查

1.空腹血糖测定

【参考值】葡萄糖氧化酶法:3.9~6.1 mmol/L。

【临床意义】

(1)血糖增高:当空腹血糖大于7.0 mmol/L时称为高血糖症。

(2)血糖减低:当空腹血糖小于2.8 mmol/L时称为低血糖症。

2.糖化血红蛋白测定

【参考值】正常糖化血红蛋白(HbA1c)值为4%~6%。

【临床意义】HbA1c的测定可作为糖尿病诊断依据及长期治疗后疗效观察的良好指

标。糖尿病性高血糖时,HbA1c升高;应激性高血糖时,HbA1c正常。

(三)心肌标志物检查

心肌标志物值升高是急性心肌梗死的诊断指标,对于急性心肌梗死的诊断、鉴别诊断、病情判断、预后评估等有重要的指导意义。临床常参考指标如下。

1. 肌酸激酶及同工酶测定

【参考值】用速率法(37 ℃)测定,参考值为男性37～174 U/L;女性26～140 U/L。

2. 乳酸脱氢酶及同工酶测定

【参考值】用连续监测法(37 ℃)测定,参考值为104～245 U/L。

3. 肌红蛋白测定

【参考值】用 ELISA 法测定,参考值为50～85 μg/L;用 RIA 法测定,参考值为6～85 μg/L,当值>75 μg/L 为临界值。

4. 心肌肌钙蛋白测定

【参考值】用 ELISA 法测定时,cTnT 为0.02～0.13 μg/L,当值大于0.2 μg/L 为诊断临界值,当值>0.5 μg/L 可以诊断急性心肌梗死;正常 cTnI 值<0.2 μg/L,当值>1.5 μg/L 为诊断临界值。

(四)血脂测定

血脂代谢异常与高血压、动脉粥样硬化、胰岛素抵抗等密切相关。血脂指标异常,常提示高胆固醇和高脂肪饮食、动脉粥样硬化所致的各种心脑血管疾病的风险。

1. 血清总胆固醇(TC)测定

【参考值】成人 TC 合适水平为<5.20 mmol/L;边缘水平为5.23～5.69 mmol/L;当 TC 值>5.72 mmol/L 时,提示有 TC 升高风险。

2. 血清三酰甘油测定

【参考值】0.56～1.70 mmol/L。

3. 低密度脂蛋白(LDL)测定

【参考值】LDL-C 合适水平为≤3.12 mmol/L;边缘性水平为3.15～3.61 mmol/L;升高为>3.64 mmol/L。

三、肾脏病常用实验室检查

血清肌酐、尿素氮测定是肾脏疾病常用的实验室检查指标,其增高常见于肾脏疾病。

1. 血清肌酐测定(Cr)

【参考值】全血肌酐:88.4～176.8 μmol/L;血清或血浆:男性为53～106 μmol/L,女

性为 44 ~ 97 μmol/L。

【临床意义】

(1)血肌酐升高:鉴别肾源性及非肾源性血肌酐升高;鉴别肾前性和肾实质性少尿。

(2)血肌酐减低:见于进行性肌肉萎缩、白血病、贫血、肝功能障碍及妊娠等。

2.血清尿素氮测定

【参考值】1.78 ~ 7.14 mmol/L。

【临床意义】增高见于肾脏疾病;肾前或肾后因素引起的尿量显著减少或尿闭;体内蛋白质分解过多。

四、肝脏病常用实验室检查

1.血清转氨酶及其同工酶检查　包括丙氨酸氨基转移酶(ALT)和天门冬氨酸氨基转移酶(AST)。

【参考值】速率法测定时,ALT:女性为 7 ~ 40 U/L,男性为 9 ~ 50 U/L;AST:女性为 0 ~ 35 U/L,男性为 0 ~ 40 U/L。

【临床意义】ALT、AST 值异常可见于急性肝细胞损伤、慢性肝炎、肝硬化、肝癌和其他疾病。

2.蛋白质代谢功能检测

【参考值】血清总蛋白为 60 ~ 80 g/L,白蛋白为 40 ~ 55 g/L,球蛋白为 20 ~ 30 g/L,A/G 为(1.5 ~ 2.5):1。

【临床意义】

(1)血清总蛋白及白蛋白增高:主要由于血清水分减少,使单位容积总蛋白浓度增加,而全身总蛋白量并未增加,如各种原因导致的血液浓缩(严重脱水、休克、饮水量不足)、肾上腺皮质功能减退等。

(2)血清总蛋白及白蛋白降低:见于肝细胞损害、营养不良、蛋白丢失过多、消耗增加、血清水分增加等。

(3)血清球蛋白增高:见于慢性肝病、M 蛋白病、自身免疫性疾病、慢性炎症和感染等。

(4)血清球蛋白减少:见于肾上腺皮质功能亢进和使用免疫抑制剂所致的免疫球蛋白合成减少等。

3.化验单判读　患者,女,80 岁,记忆力下降 2 月余,既往"高血压"病史 55 年;"冠心病"病史 9 年余,4 年前行冠脉支架植入术;"腔隙性脑梗死"病史 4 年余;"肾功能异常"7 年,1 年前开始透析治疗。化验单见图 8-1-2。

序	代号	项目名称	结果	参考区间	单位	序	代号	项目名称	结果	参考区间	单位
1	ALT	谷丙转氨酶	5.3	↓7~40	U/L	19	BUN	尿素	17.0	↑2.9~8.2	mmol/L
2	AST	谷草转氨酶	13.7	13~35	U/L	20	UA	尿酸	369.0	↑150~357	μmol/L
3	S/L	谷草/谷丙	2.58	↑0.5~2		21	CREA	肌酐	498.0	☆45~84	μmol/L
4	GGT	转肽酶	10.0	7~45	U/L	22	GLU	葡萄糖	4.3	3.9~6.1	mmol/L
5	ALP	碱性磷酸酶	113.0	35~135	U/L	23	TG	甘油三酯	0.69	0.56~1.71	mmol/L
6	PA	前白蛋白	157.0	150~450	mg/L	24	CHO	总胆固醇	3.01	↓3.1~5.7	mmol/L
7	TP	总蛋白	55.4	↓65~85	g/L	25	HDL	高密度脂蛋白	0.99	0.88~2.04	mmol/L
8	ALB	白蛋白	30.7	↓40~55	g/L	26	LDL	低密度脂蛋白	1.96	↓2~3.37	mmol/L
9	GLO	球蛋白	24.7	20~40	g/L	27	CK-MB	肌酸激酶同工酶	3.16	0~5	ng/ml
0	A/G	白球比	1.2	1.2~2.4		28	CK	肌酸激酶	33.0	24~195	U/L
1	TBIL	总胆红素	11.7	5.1~28	μmol/L	29	LDH	乳酸脱氢酶	298.0	↑109~245	U/L
2	DBIL	直接胆红素	5.5	0~6.8	μmol/L	30	HBDH	羟丁酸	224.0	↑50~220	U/L
3	IBIL	间接胆红素	6.2	3.4~21.2	μmol/L	31	K	钾	4.50	3.5~5.3	mmol/L
4	TBA	总胆汁酸	2.4	0~10	μmol/L	32	NA	钠	139.4	135~145	mmol/L
5	SA	唾液酸	758.0	↑456~754	mg/L	33	CL	氯	99.3	99~110	mmol/L
6	CG	甘胆酸	0.9	0~2.7	mg/L	34	CO2	二氧化碳结合率	21.1	↓23~31	mmol/L
7	CHE	胆碱脂酶	3.21	↓5.3~11.3	KU/L	35	AG	阴离子间隙	23.50	↑12~20	
8	Cysc	胱抑素C	5.90	↑0.51~1.09	mg/L	36	CA	钙	1.78	↓2.1~2.7	mmol/L

图 8-1-2　肝功、肾功、血脂、血糖、心肌酶、电解质检查结果

结果记录

项目	结果	参考值	临床意义
谷丙转氨酶			
谷草转氨酶			
总蛋白			
白蛋白			
球蛋白			
白球比			
总胆红素			
直接胆红素			
间接胆红素			
尿素			
肌酐			
葡萄糖			
甘油三酯			
胆固醇			
高密度脂蛋白			
低密度脂蛋白			

续表

项目	结果	参考值	临床意义
肌酸激酶同工酶			
钾			
钠			
氯			
钙			

【诊断提示】该患者诊断为:1.阿尔兹海默病(老年型);2.脑动脉狭窄;3.后层下动脉硬化性脑病;4.多发性脑梗死;5.肾性贫血;6.高磷血症;7.低钙血症;8.冠状动脉粥样硬化性心脏病 不稳定性心绞痛(心功能Ⅳ级);9.高血压(3级,很高危)。

自我检测

1. 重度贫血的血红蛋白含量为(　　　)

A. <110 g/L,≥90 g/L

B. <90 g/L,≥60 g/L

C. <60 g/L,≥30 g/L

D. <30 g/L

2. 下列选项中可作为糖尿病控制程度观察指标的是(　　　)

A. 血糖

B. 尿糖

C. 糖耐量试验

D. 糖化血红蛋白

任务二　排泄物、分泌物及体液检查

实训目标

知识目标	掌握	尿液一般检测的基本内容及临床意义	☆☆☆
		粪便一般检测的基本内容及临床意义	☆☆☆
	熟悉	脑脊液检测、浆膜腔积液检测的基本内容及临床意义	☆☆
		临床检验各标本采集要求及注意事项;临床检验各项目的临床意义和临床应用	☆☆
	了解	检验结果的影响因素	☆☆
素质目标		运用临床思维,全面判断患者病情	☆☆☆

实训内容

(1)教师讲解排泄物、分泌物及体液检查的步骤、正常值和临床意义。

(2)学生分组轮流观看示教片。

(3)对检查结果进行判读,并解释临床意义。

(4)书写实验报告。

实训操作

一、尿液检查

(一)尿液标本的种类

常见的尿液标本种类有随机尿、晨尿、餐后尿、定时尿。

(二)尿液外观

尿液外观改变及其临床意义见表8-2-1。

表8-2-1　尿液外观的临床意义

尿液外观	临床意义
血尿	每升尿液中含血量超过_____mL,即可出现淡红色,称肉眼血尿。如尿液外观变化不明显,离心沉淀后,镜检时每高倍镜视野红细胞平均>_____个,称为镜下血尿。血尿多见于泌尿系统炎症、结石、肿瘤、结核、外伤等,也可见于血液系统疾病,如血友病、血小板减少性紫癜等
血红蛋白尿及肌红蛋白尿	当血红蛋白和肌红蛋白出现于尿中,可使尿液呈浓茶色、红葡萄酒色或酱油色。血红蛋白尿主要见于严重的血管内溶血,如溶血性贫血、血型不合的输血反应、阵发性睡眠性血红蛋白尿等;肌红蛋白尿见于挤压综合征、缺血性肌坏死等
胆红素尿	尿内含有大量的结合胆红素,尿液呈豆油样改变,震荡后出现黄色泡沫且不易消失,常见于阻塞性黄疸和肝细胞性黄疸
脓尿和菌尿	见于泌尿系统感染,如肾盂肾炎、膀胱炎等
乳糜尿和脂肪尿	乳糜尿和乳糜血尿见于丝虫病及肾周围淋巴管梗阻;脂肪尿见于脂肪挤压损伤、骨折和肾病综合征等

(三)尿量

【参考值】成年人正常尿量为1～2 L/24 h。

【临床意义】

(1)尿量增多:成人尿量>2500 mL/24 h,称为多尿。

（2）尿量减少：成人尿量<400 mL/24 h或17 mL/h,称为少尿；尿量<100 mL/24 h,称为无尿。尿量减少可以分为：生理性少尿和病理性少尿,其中病理性少尿包括肾前性少尿、肾性少尿和肾后性少尿。

（四）气味

尿液气味对疾病诊断有提示作用,某些疾病有特征性气味,请根据代表性疾病填写表8-2-2。

表8-2-2　代表性疾病的尿液气味

疾病	尿液气味
糖尿病酮症酸中毒尿液	
有机磷中毒患者尿液	
苯丙酮尿症者尿液	

（五）尿蛋白

【参考值】正常情况下,尿蛋白定性试验为阴性；尿蛋白定量试验值为0~80 mg/24 h。

【临床意义】当尿蛋白定性试验阳性,定量试验超过150 mg/24 h,称为蛋白尿。临床意义见表8-2-3。

表8-2-3　蛋白尿的临床意义

蛋白尿		临床意义
生理性蛋白尿		高蛋白饮食或静脉输注白蛋白、剧烈活动、妊娠、较长时间站立后
病理性蛋白尿	肾小球性蛋白尿	多见于肾小球肾炎、肾病综合征等原发性肾小球损害性疾病；糖尿病、高血压、系统性红斑狼疮、妊娠高血压综合征等继发性肾小球损害性疾病
	肾小管性蛋白尿	见于肾盂肾炎、急性肾小管坏死、急慢性间质性肾炎、药物（解热镇痛药、氨基糖苷类抗生素）影响等
	混合性蛋白尿	见于慢性肾炎、肾小管间质病、糖尿病、肾病综合征、系统性红斑狼疮等
	溢出性蛋白尿	见于多发性骨髓瘤、巨球蛋白血症、急性溶血性疾病等
	组织性蛋白尿	见于炎症、中毒或药物刺激等
	假性蛋白尿	肾脏以下的泌尿道疾病,如膀胱炎、尿道炎、尿道出血,尿蛋白定性试验可呈阳性

（六）尿糖

【参考值】正常情况下,尿糖定性试验为阴性,其值为 0.56～5.0 mmol/24 h。

【临床意义】如果出现血糖增高性糖尿,以糖尿病最为常见,但也可能是其他内分泌疾病导致血糖升高。

（七）尿酮体

【参考值】正常情况下尿酮体为阴性。

【临床意义】酮尿可见于糖尿病酮症酸中毒、妊娠剧烈呕吐、子痫、长期饥饿、禁食、全身麻醉等,重症患者长期不能进食时亦可出现酮尿。

（八）尿胆红素与尿胆原

【参考值】正常人尿胆红素为阴性,值≤2 mg/L;尿胆原为阴性或弱阳性,值≤10 mg/L。

【临床意义】尿胆红素与尿胆原异常的临床意义见表8-2-4。

表8-2-4　尿液尿胆红素与尿胆原异常的临床意义

项目	临床意义
尿胆红素	尿胆红素增高见于急性黄疸型肝炎、阻塞性黄疸、门脉周围炎、纤维化、药物所致的胆汁淤积以及先天性高胆红素血症。 尿胆红素降低见于溶血性黄疸
尿胆原	增高见于肝细胞性黄疸和溶血性黄疸。降低见于阻塞性黄疸

（九）管型

【参考值】正常人尿中无管型或可偶见少量透明管型。

【临床意义】尿液中出现不同管型的临床意义见表8-2-5。

表8-2-5　管型尿的临床意义

项目	临床意义
透明管型	偶见于正常人晨尿中。剧烈运动、高热、全身麻醉及心功能不全时,尿中可见少量透明管型。在肾实质病变如肾小球肾炎时,透明管型明显增多
红细胞管型	常见于急性肾小球肾炎、慢性肾小球肾炎急性发作期、急性肾小管坏死、肾移植后急性排斥反应
白细胞管型	常见于急性肾盂肾炎、间质性肾炎,亦可见于狼疮性肾炎等
上皮细胞管型	见于肾小管有病变,为肾小管上皮细胞脱落的证据,常见于急性肾小管坏死、肾移植急性排斥反应、重金属中毒、子痫等。细胞管型的出现,提示病变在急性期

续表

项目	临床意义
颗粒管型	①细颗粒管型:见于慢性肾小球肾炎或急性肾小球肾炎后期;②粗颗粒管型:见于慢性肾小球肾炎、肾病综合征或药物中毒性肾小管损伤
蜡样管型	提示肾脏病变严重,预后较差
脂肪管型	多见于肾病综合征、中毒性肾病及类脂性肾病等
肾衰竭管型	见于急性肾功能衰竭多尿期,若在慢性肾功能衰竭者尿中出现,提示预后不良

(十)化验单判读

患者,女,75 岁,尿常规检查如图 8-2-1 所示,请思考其临床意义。

序	代号	项目名称	结果	参考区间	单位	序	代号	项目名称	结果	参考区间	单位
1	LEU	白细胞	+2	—		19	EC-M	EC(高倍视野)	0.5	0~8	/HPF
2	BLD	隐血	+-	—		20	BACT-M	BACT(高倍视野)	370.8 ↑0~40		10×5/ml
3	PH	酸碱度	7.0	4.5~8		21	Cond.	电导率	15.60	3~39	mS/cm
4	PRO	尿蛋白	-	—		22	XTAL	结晶	0.00	0~10	/μl
5	NIT	亚硝酸盐	+	—		23	YLC	类酵母细胞	0	0~10	/μl
6	KET	酮体	-	—		24	SRC	小圆上皮细胞	0.0	0~3	/μl
7	BIL	尿胆红素	-	—		25	MUSC	粘液丝	5.21		/μl
8	GLU	尿葡萄糖	-			26	XTALF	结晶标记	-	—	
9	SG	尿比重	1.020	1.003~1.03		27	MUCUSF	粘液丝标记	-	—	
0	UBG	尿胆原	Normal	Normal		28	YLCF	类酵母细胞标记	-	—	
1	ASC	维生素C	-	—		29	SRCF	小圆上皮细胞标记	-		
2	WBC(UF)	白细胞	230.30↑0~36		/μl	30	Large-R	大红细胞	11.80		
3	RBC	红细胞	35.30	↑0~27	/μl	31	Lysed-R	溶解红细胞	16.20		
4	EC	上皮细胞	2.50	0~40	/μl	32	Small-R	小红细胞	7.30		
5	CAST	管型	0	0~3	/μl	33	RBC-Inf	红细胞信息	阴性		
6	BACT	细菌	37082.2↑2000~4000		/μl						
7	RBC-M	RBC(高倍视野)	6.4	↑0~5	/HPF						
8	WBC-M	WBC(高倍视野)	41.5	↑0~7	/HPF						

图 8-2-1　尿常规检验

结果记录

项目	结果	参考值	临床意义
白细胞			
隐血			
酮体			
尿胆红素			
尿葡萄糖			
尿比重			
白细胞			
红细胞			
细菌			

二、粪便常规

粪便的实验室检查应注意粪便的一般性状、细胞成分、隐血试验。隐血试验对消化道出血,特别是消化道肿瘤的诊断与鉴别诊断具有重价值。粪便一般性状的改变及临床意义见表8-2-6。

表8-2-6　粪便一般性状的临床意义

性状	临床意义
鲜血便	见于直肠息肉、直肠癌、肛裂及痔疮等
柏油样便	见于消化道出血
白陶土样便	见于各种原因引起的胆管阻塞患者
脓便及脓血便	当肠道下段有病变,如痢疾、溃疡性结肠炎、局限性肠炎、结肠癌或直肠癌常表现为脓性及脓血便,阿米巴痢疾以血为主,血中带脓,呈暗红色稀果酱样,细菌性痢疾以黏液及脓为主,脓中带血
米泔样便	见于重症霍乱、副霍乱等
黏液便	见于各类肠炎、细菌性痢疾、阿米巴痢疾等
水样或糊状便	见于各种感染和非感染性腹泻,尤其是急性胃肠炎
乳凝块便	常见于婴儿消化不良、婴儿腹泻

【化验单判读】患者,男,61岁,大便常规+隐血试验结果如图8-2-2,请思考其临床意义。

序	代号	项目名称	结果	参考区间	单位	序	代号	项目名称	结果	参考区间	单位
1	F-YS	颜色	黄色								
2	F-XZ	性状	软便								
3	F-FAT	脂肪球	无		/HP						
4	F-SC	吞噬细胞	无		/HP						
5	J-WBC	白细胞	无		/HP						
6	jj-RBC	红细胞	1~2		/HP						
7	F-jscl	寄生虫卵	未查见	无	HP						
8	F-QX	隐血试验	阳性	阴性							

图8-2-2　粪便常规+隐血试验结果

📝 结果记录

项目	结果	参考值	临床意义
颜色			
性状			
白细胞			
红细胞			
寄生虫卵			
隐血试验			

三、脑脊液(CSF)常规和生化检测

(一)常见脑、脑膜疾病的脑脊液特点

常见脑、脑膜疾病的脑脊液特点见表8-2-7。

表8-2-7　常见脑、脑膜疾病的脑脊液特点

疾病	外观	凝固性	蛋白质	葡萄糖 (mmol/L)	氯化物 (mmol/L)	细胞计数 (×10⁶/L)	细菌
正常人	透明	无	(-)	2.5~4.5	120~130	(0~8),多为淋巴细胞	(-)
化脓性脑膜炎	混浊	凝块	↑↑	↓↓↓	↓	显著,中性粒细胞	化脓菌
结核性脑膜炎	毛玻璃样混浊	薄膜	↑	↓	↓↓	中度,中性粒细胞、淋巴细胞	结核菌
病毒性脑膜炎	透明或微混	无	↑	正常	正常	淋巴细胞	无
隐球菌性脑膜炎	透明或微混	可有	↑↑	↓	↓	淋巴细胞	隐球菌
流行性乙脑	透明或微混	无	↑	正常或↑	正常	中性粒细胞、淋巴细胞	无
脑出血	血性	可有	↑↑	↑	正常	RBC	无
蛛网膜下腔出血	血性	可有	↑↑	↑	正常	RBC	无

续表

疾病	外观	凝固性	蛋白质	葡萄糖 (mmol/L)	氯化物 (mmol/L)	细胞计数 (×10^6/L)	细菌
脑肿瘤	透明	无	↑	正常	正常	淋巴细胞	无
脑脓肿	透明或微混	有	↑	正常	正常	淋巴细胞	有或无
神经梅毒	透明	无	正常	正常	↑	淋巴细胞	无

(二)化验单示例

患者,女,71岁,因"左眼视力下降11月,右眼视力下降3月"入院,入院诊断:1.视神经炎,2.白内障。脑脊液检查结果如图8-2-3所示。

序	代号	项目名称	结果	参考区间	单位	序	代号	项目名称	结果	参考区间	单位
1	C-YS	颜色	无色								
2	C-ZD	浊度	清晰								
3	C-PSDB	潘氏蛋白定性	阴性	-							
4	C-RBC	红细胞	5.00		10^6/L						
5	C-YH	有核细胞计数	1.1		10^6/L						

序	代号	项目	结果	提示	参考区间	单位
1	LCU	葡萄糖	5.1	↑	2.5 ~ 4.5	mmol/L
2	CL	氯	111.1	↓	120 ~ 130	mmol/L

序	代号	项目	结果	提示	参考区间	单位
1	GSF	脑脊液总蛋白	184.5	80 ~ 320		mg/L

图 8-2-3 脑脊液常规、脑脊液生化检查

四、浆膜腔积液(胸水和腹水)检测

胸腔积液与腹腔积液需要根据比重、蛋白量等判断为渗出液或漏出液。渗出液与漏出液产生的机制不同,临床意义亦有所不同,详见表8-2-8。

表 8-2-8 漏出液和渗出液的鉴别

类别	漏出液	渗出液
原因	门脉高压、低蛋白血症等 非炎症原因所致	炎症、肿瘤或物理、化学刺激
外观	淡黄,透明或微浊	黄色、血色、脓性或乳糜性

续表

类别	漏出液	渗出液
比重	<_____	>_____
凝固性	不易凝固	易凝固
蛋白质定量	<_____g/L	>_____g/L
葡萄糖定量	近似血糖水平	多低于血糖水平
李凡他试验 （黏蛋白定性试验）	阴性	阳性
蛋白电泳	以白蛋白为主,球蛋白 比例低于血浆	电泳图谱近似血浆
细胞总数	常<_____×10^6/L	>_____×10^6/L
细胞分类	多以淋巴细胞或间皮细胞为主	急性感染多以中性粒细胞为主; 慢性感染多以淋巴细胞为主
癌细胞	不定	可找到癌细胞或病理性核分裂
细菌学检测	未找到	可找到病原体
积液/血清总蛋白比值	<0.5	>0.5
LDH	<200 U/L	>200 U/L
积液 LDH/血清 LDH	<0.6	>0.6

五、痰液检测

痰液往往是病理性的,痰液检测对呼吸系统、循环系统的疾病诊断具有重要价值,某些典型性状的痰往往对应特异性疾病(表8-2-9)。此外,临床上常通过痰液的病原学检查和药敏试验来选用敏感抗生素。

表8-2-9　痰液颜色的临床意义

颜色	临床意义
黄色或黄绿色	黄痰见于化脓性支气管炎、金黄色葡萄球菌肺炎、支气管扩张、肺脓肿及肺结核;黄绿色痰见于绿脓杆菌或干酪性肺炎
红色或棕红色	血性痰见于肺癌、肺结核、支气管扩张等,粉红色泡沫样痰见于急性肺水肿,铁锈色痰见于大叶性肺炎、肺梗死等
棕褐色	见于阿米巴肺脓肿及慢性充血性心力衰竭肺淤血

【化验单判读】患者,男,63 岁,因肺炎入院,检验结果如图 8-2-4 所示,请思考其临床意义。

年龄:63岁			标本类型:痰			条码号:320022040553			诊断:肺炎		

检测结果:肺炎克雷伯菌 菌落计数:(+++); 铜绿假单胞菌 菌落计数:(+++);

药敏结果:肺炎克雷伯菌　　　　　　　　　　　　　　　　　　　　　耐药机制:ESBLs+

序	抗菌药物	KB	MIC	敏感度	折点范围 敏感 耐药	序	抗菌药物	KB	MIC	敏感度	折点范围 敏感 耐药
1	氨苄西林	6		耐药	≥17 ≤13	11	头孢哌酮/舒巴坦		32	中介	≤16 ≥64
2	头孢唑啉	6		耐药	≥23 ≤19	12	头孢吡肟		≥32	耐药	≤2 ≥16
3	庆大霉素	27		敏感	≥15 ≤12	13	厄他培南		≤0.12	敏感	≤0.5 ≥2
4	ESBL检测		Pos	阳性		14	亚胺培南		0.5	敏感	≤1 ≥4
5	阿莫西林/克拉维酸		≥32	耐药	≤8 ≥32	15	阿米卡星		≤2	敏感	≤16 ≥64
6	哌拉西林/他唑巴坦		8	敏感	≤16 ≥128	16	左旋氧氟沙星		1	中介	≤0.5 ≥2
7	头孢呋辛		≥64	耐药	≤8 ≥32	17	替加环素		≤0.5	敏感	≤2 ≥8
8	头孢西丁		≤4	敏感	≤8 ≥32	18	复方新诺明		≤20	敏感	≤40 ≥80
9	头孢他啶		4	耐药	≤4 ≥16						
10	头孢曲松		≥64	耐药	≤1 ≥4						

涂片:白细胞>25个/低倍,上皮细胞<10个/低倍,找到G-杆菌(+),细胞内外均见

图 8-2-4　痰液细菌培养+药敏试验

结果记录

项目	结果	临床意义
氨苄西林		
头孢唑啉		
庆大霉素		
阿莫西林/克拉维酸		
哌拉西林/他唑巴坦		
头孢呋辛		
头孢西丁		
头孢他啶		
头孢曲松		
亚胺培南		

自我检测

1. 以下关于标本采集与送检说法错误的是(　　　)

A. 对已应用抗生素治疗者,应在下次用药前采集血液标本

B. 采集尿液时,常收集清洁中段尿

C. 一次粪便培养阴性可以完全排除胃肠道病原菌的存在,无须重复培养

D. 脑脊液标本采集后应立即保温送检

2.患者,男性,5 岁。水肿、少尿、肉眼血尿 3 天,血压 150/105 mmHg。尿常规:蛋白(+),大量红细胞,管型 1 ~ 2/HP。ASO 升高,血沉增快,血补体 C3 为 0.4 g/L。首先考虑的诊断为(　　)

　　A. 链球菌感染的急性肾小球肾炎

　　B. 泌尿系统感染

　　C. 肾囊肿

　　D. 单纯性肾病

📖 课外阅读

乡村检验科医师——幕后的白衣天使

　　乡村卫生院检验科医师,他们身在幕后,却源源不断地把最新最准的检验报告,输送到医疗战线的最前端。

　　每天清晨,检验科医师总要提前半小时到达岗位,让空腹的患者尽快检查,避免一些年老体弱的患者发生低血糖等不适。当有幼儿患者做检验不配合时,检验科医师又化身成为少儿好友,哼唱儿歌,缓解患儿的焦虑。

　　采集标本,认真检验,发送结果,全身心投入,无保留奉献。乡村检验科医师用最真诚的责任心、耐心、爱心对待每一名患者,用实际行动阐释着全心全意为患者服务,为乡村振兴和全民健康保驾护航。

项目九

心电图检查

任务一　正常心电图

实训目标

知识目标	掌握	心电图的描记方法	☆☆
		心电图各波形的识别	☆☆☆
		心率、各波段振幅、时间的测量方法和平均心电轴、心脏循长轴转位的测定	☆☆☆
	熟悉	心电图分析方法	☆☆
		心电图报告书写格式	☆☆
素质目标		养成爱护仪器，严谨、认真的工作态度	☆☆
		养成尊重、关心、爱护被检者的优良品质	☆☆

实训内容

（1）观看心电图检查的教学视频。

（2）教师重点讲解心电图描记要点并进行示范操作。

（3）角色扮演：每2名或3名同学为一组，按心电图检查及分析的方法，由1名同学扮演被检查对象，其余同学轮番扮演医生，练习检查内容。

（4）结束后学生按照心电图报告书写格式，将检查内容和结果如实记录。

实训物品

心电图机（图9-1-1）、棉签（或棉球）、75%消毒酒精或导电胶、弯盘、标记笔、瓷缸。

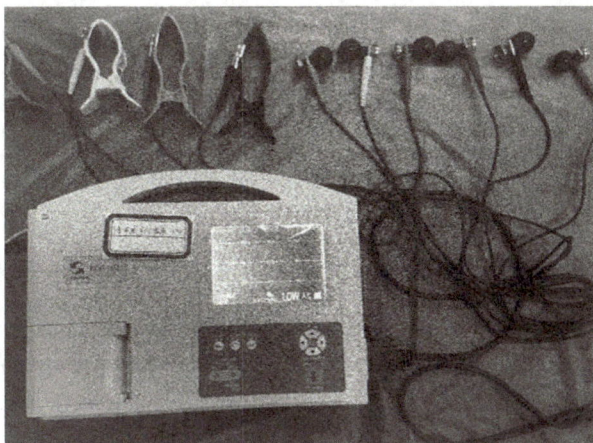

图 9-1-1　心电图机

▶ 实训操作

一、描记一份心电图

(一)介绍描记心电图的注意事项

1.环境要求　保持室内温暖,检查床不宜过窄,床旁不要摆放电器,心电图机电源线远离检查床和导联电线。

2.被检者准备　核对姓名,嘱被检者休息片刻,取平卧位,最好避免饱餐或吸烟后检查。做好解释,嘱被检者在检查中四肢平放、肌肉放松、保持平静呼吸、身体不要移动。暴露被检者两手腕与两内踝,解松衣纽。

3.皮肤处理　在被检者两手腕关节内侧上方约 3 cm 处,两内踝上部约 7 cm 处,涂抹 75% 消毒酒精或导电胶,在被检者心前区导联 $V_1 \sim V_6$ 相应部位涂抹 75% 消毒酒精或导电胶,若放置电极部位的皮肤污垢或毛发过多,必须预先清洁皮肤或剃毛。

(二)介绍心电图机的使用、心电图机各部键功能

略。

(三)介绍 12 导联的名称、连接方法

1.四肢电极连接方法　红色电极安放在右上肢,黄色电极安放在左上肢,绿色电极安放在左下肢,黑色电极安放在右下肢。

2.胸前导联电极安放位置

(1) V_1 导联安放在胸骨右缘第 4 肋间。

（2）V_2 导联安放在胸骨左缘第 4 肋间。

（3）V_3 导联安放在胸骨左缘 V_2 与 V_4 导联连线的中间。

（4）V_4 导联安放在左锁骨中线与第 5 肋间相交处。

（5）V_5 导联安放在左腋前线 V_4 水平处。

（6）V_6 导联安放在左腋中线 V_4 水平处。

（四）介绍心电图具体描记步骤

（1）连接心电图机电源、接好地线，然后打开电源开关。

（2）选择走纸速度 25 mm/s、定准电压 1 mV，记录笔调至记录纸的中心线。若电压太高，选择定准电压 1/2 键，即 1 mV＝5 mm；若存在交流电干扰，按下"HUM"键；若被检者有肌颤，按下"EMG"键。

（3）导联切换，依次描记各导联心电图。一般各导联记录 3～5 个心室波；若存在心律不齐，适当延长 V_1 或 Ⅱ 导联的描记时间。

（4）取下被检者四肢及胸前的电极。

（5）在心电图纸的前部注明被检者的姓名、性别、年龄、检查时间（年、月、日、时，甚至分钟）等。

（五）介绍心电图描记时出现干扰和伪差的原因

（1）如心电图出现干扰，查看电源电压是否不足 220 V，或周围有其他大型电子仪器在同时工作。

（2）皮肤清洁是否做好，电极是否松脱、接触不良，电极连线是否牵拉过紧。

（3）被检者情绪是否紧张，嘱被检者肌肉放松、四肢平稳地放在床上。注意保暖，防止寒冷引起寒战而影响心电图记录。

（4）嘱咐被检者平稳呼吸，防止因呼吸过度引起基线飘移，影响图形的分析诊断。

二、心电图各波形的识别

心电图各波形图见图 9-1-2 所示。

1.P 波 是最早出现幅度较小的波，反映心房除极电位变化，代表左右心房除极过程的电位变化。

2.QRS 波群 是 P 波后幅度较大的波群，反映心室除极，代表左右心室和室间隔除极过程的电位变化。

3.T 波 为 QRS 波后的波，反映心室快速复极的电位变化。

4.U 波 为 T 波后的波，反映心室后继电位。

正常心电图

5. P-R 间期　为 P 波起点到 QRS 波起点的时间距离,代表心房开始除极至心室开始除极的时间。

6. Q-T 间期　为 QRS 波群起点至 T 波终点的时间距离,代表心室除极和复极的全部时间。

7. ST 段　指从 QRS 波群终点至 T 波起点间的线段,代表心室缓慢复极的过程。

8. J 点　ST 段与 QRS 波的交界点称为 J 点,用于 ST 段偏移的测量。

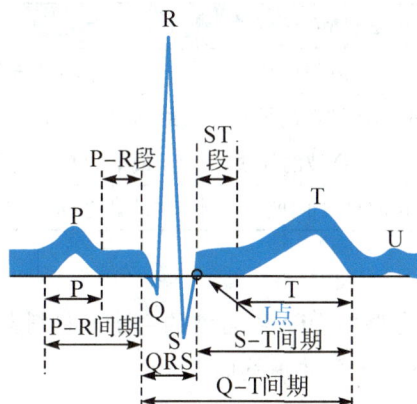

图 9-1-2　正常心电图各波形组成

三、心电图的测量

(一)心率的测量

心律规则时,可采用以下三种方法测量心率。

(1)计算公式法,即测量一个 R-R 或 P-P 间期的秒数,然后被60除即可求出。

(2)查心率表法。

(3)标尺测量法,此法最为简便,使用一特殊的标尺,测量 2 个或 3 个 R 波之间的距离,从标尺上即可读出心率。

心律不规则时,如心房颤动、频发期前收缩或不同比例下传的心房扑动时,心率变化较大,临床上心率计算多采用计数法取平均值,即计算 6 秒内的 QRS 波群个数再乘以 10。

(二)各波段振幅的测量

1. 确定参考水平

(1)P 波振幅的测量参考水平应以 P 波起始前的水平线为准。

(2)QRS 波群、J 点、ST 段、T 波和 U 波振幅统一采用 QRS 起始部水平线作为参考水平;如果 QRS 起始部为一斜线,应以 QRS 波起点作为测量参考点。

2.振幅的测量

(1)测量正向波形的高度时,以参考水平线上缘垂直测量到波的顶点。

(2)测量负向波形的深度时,以参考水平线下缘垂直测量到波的底端。

(三)各波段时间的测量

测量各波的时间应自波形的起点内侧缘测至波形终点的内缘,详见表9-1-1。

表9-1-1　各波段时间的测量

波段时间	单导联	十二导联
P 波	最宽的 P 波的导联	最早的 P 波起点到最晚的 P 波终点
QRS 波群	最宽的 QRS 波群的导联	最早的 QRS 波群起点到最晚的 QRS 波群终点
P-R 间期	P 波宽大有 Q 波的导联	最早的 P 波起点至最早的 QRS 波群起点
Q-T 间期	最长的 Q-T 间期	最早的 QRS 波群起点至最晚的 T 波终点

(四)心电轴的测定

1.目测法　观察Ⅰ、Ⅲ导联中 QRS 综合波的主波方向判定(图9-1-3)。

(1)正常:Ⅰ、Ⅲ导联中 QRS 的主波均向上。

(2)左偏:Ⅰ导联 QRS 波群主波向上,Ⅲ导联 QRS 波群主波向下。

(3)右偏:Ⅰ导联 QRS 波群主波向下,Ⅲ导联 QRS 波群主波向上。

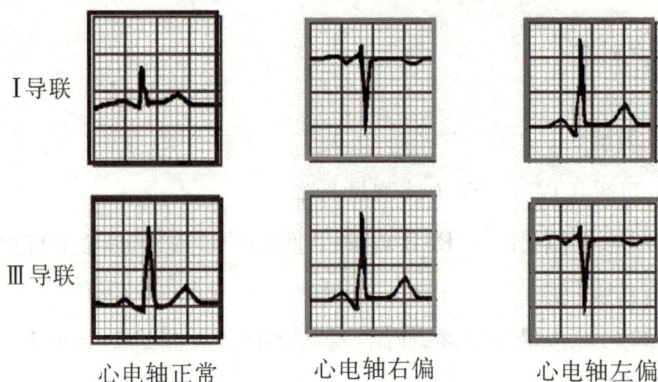

图9-1-3　心电轴的判定

2.计算法　分别测算Ⅰ和Ⅲ导联 QRS 波群振幅代数和,将这两个数值分别在Ⅰ、Ⅲ导联画出垂直线,求得两线交点,电偶中心 O 点与该交叉点相连即为心电轴,该轴与Ⅰ导联正侧的夹角即为心电轴的角度。

3.查表法　将Ⅰ和Ⅲ导联 QRS 波群振幅代数和值通过查表直接求得。

(五)钟向转位的测定

正常时 V_3 或 V_4 导联 R/S 大致相等,为左右心室过渡区波形。若过渡区波形出现在

V_5 或 V_6 导联则为顺钟向转位;若过渡区波形出现在 V_1 或 V_2 导联,则为逆钟向转位。

四、心电图的分析方法

按导联的次序检查 P 波、QRS 波群、ST 段、T 波及 U 波等有无异常改变。

(一)P 波

(1)观察 P 波形态,确定 P 波起源部位。

(2)测量 P-P 间距,确定节律的性质。

(3)观察 P 波振幅有无增高或减低,时间有无延长。

(二)P-R 间期

(1)观察有无延长或缩短。

(2)P 波后有无 QRS 波群跟随,二者有无规律性。

(三)QRS 波群

(1)观察 QRS 波群间期有无延长。

(2)电压有无增高或减低。

(3)有无异常 Q 波。

(四)Q-T 间期

观察 Q-T 间期在心率允许的范围内有无延长或缩短。

(五)ST 段

(1)观察 ST 段有无抬高或压低。

(2)长度有无延长或缩短。

(六)T 波

(1)观察 T 波的方向,在应该直立的导联是否直立。

(2)有无异常增高或增宽,有无低平或倒置。

(七)U 波

(1)观察 U 波的方向和大小,是否与 T 波的方向一致。

(2)有无异常增高或增宽。

(3)有无与 T 波发生融合,有无倒置。

(八)心律失常分析

(1)确定心律失常的起源部位。

(2)确定心律失常的性质。

（3）判断是单一的心律失常还是复杂的心律失常。

（4）对表现相似的心律失常进行鉴别诊断。

总之，这种按一定次序对心电图进行分析的方法，可以避免把异常心电图表现疏忽遗漏掉。

📑 结果记录

书写一份正常心电图报告。

五、操作考核内容及评价

心电图操作考核内容及评价

项目	操作步骤与方法	完成情况
操作前准备工作	（1）操作者准备：着装整洁，洗手，戴口罩、帽子。 （2）患者准备：评估患者病情、皮肤情况、有无酒精过敏史，解释并取得合作。 （3）物品准备：心电图机并检查其性能、75%酒精棉球（有过敏者，用生理盐水棉球）、心电图纸、弯盘。 （4）环境准备：光照适宜，无电磁波干扰，关闭门窗，用屏风遮挡	□优秀　□良好　□未完成
操作方法与程序	（1）携用物至病床旁，核对床号、姓名，并予适当体位（平卧位或半坐卧位，急诊抢救例外）。 （2）开机。 （3）暴露两手腕内侧及两下肢内踝皮肤，用75%酒精棉球或生理盐水擦拭。 （4）正确连接肢体导联：红色连右腕、黄色连左腕、绿色连左内踝、黑色连右内踝。 （5）暴露胸前区皮肤，用75%酒精棉球或生理盐水擦拭。 （6）正确连接胸导联： V_1 连胸骨右缘第4肋间； V_2 连胸骨左缘第4肋间； V_3 连 V_2 与 V_4 连线中点； V_4 连左锁骨中线第5肋间； V_5 连左腋前线平 V_4 水平； V_6 连左腋中线平 V_4 水平	□优秀　□良好　□未完成

续表

项目	操作步骤与方法	完成情况
操作方法与程序	(7)定准电压、走纸速度,打开抗干扰键。 (8)正确描记各导联心电图。 (9)观察病情,注意保暖和保护隐私。 (10)关机,去除导联线,协助患者穿好衣服,整理床单位	□优秀　□良好　□未完成
效果评价	(1)操作熟练正确。 (2)关心爱护患者。 (3)能识别正常和常见心律失常心电图波形	□优秀　□良好　□未完成
总体评价		□优秀　□良好　□未完成

自我检测

一、单选题

1. 正常心电图 QRS 波的时限是(　　　)

A. 0.06~0.10 秒 　　　　B. 0.07~0.20 秒 　　　　C. 0.05~0.19 秒

D. 0.10~0.20 秒 　　　　E. 0.04~0.11 秒

2. 正常心电图(成年人)PR 间期应是(　　　)

A. 0.12~0.20 秒 　　　　B. 0.12~0.21 秒 　　　　C. 0.11~0.24 秒

D. <0.12 秒 　　　　E. >0.23 秒

3. 正常 Q 波的时间应小于 0.04 秒,Q 波振幅应为(　　　)

A. 小于同一导联 R 波的 1/4

B. 大于同一导联 R 波的 1/4

C. 等于同一导联 R 波的 1/2

D. 等于同一导联 R 波的 1/4

E. 等于同一导联 R 波的振幅

4. 正常心电图中 T 波应是(　　　)

A. T 波方向与 QRS 波群主波方向相反

B. T 波方向大多和 QRS 波群主波方向一致,T 波振幅不应低于同一导联 R 波 1/10

C. T 波振幅小于同一导联 R 波的 1/10

D. T 波方向与同一导联 QRS 波群主波方向一致,但振幅小于 QRS 波群的 1/10

E. V$_1$ 导联 T 波向上,V$_2$~V$_6$ 导联 T 波可向下

5. 窦性心律心电图中 P 波方向应是(　　　)

A. Ⅱ导联 P 波直立,aVR 导联 P 波倒置

B. Ⅱ导联 P 波倒置,aVR 导联 P 波直立

C. Ⅲ导联 P 波倒置,aVL 导联直立

D. Ⅱ导联 P 波倒置,aVF 导联 P 波亦倒置

E. Ⅱ导联 P 波直立,aVR 导联 P 波直立

6. 下列关于正常心电图 P 波形态和振幅,叙述错误的是(　　　)

A. P 波呈小圆钝形

B. 少数正常心电图 P 波亦呈尖峰状

C. P 波时间<0.11 秒

D. P 波振幅肢体导联<0.25 mV

E. P 波振幅>2.5 mV 并呈尖峰状

二、名词解释

心电图导联、平均心电轴、低电压。

三、简答题

1. 试述临床上常用心电图的导联名称。

2. 心电图中 P 波代表什么?

3. 试述平均心电轴的临床意义。

任务二　常见异常心电图

实训目标

知识目标	掌握	急性心肌梗死心电图特点	☆☆
		窦性心动过速、窦性心动过缓、房性期前收缩、室性期前收缩、阵发性室上速、室性心动过速、心房颤动、心室颤动心电图特点	☆☆☆
		房室传导阻滞心电图特点	☆☆☆
素质目标		养成爱护仪器,严谨、认真的工作态度	☆☆
		养成尊重、关心、爱护被检者的优良品质	☆☆

实训内容

(1)观看心电图检查的教学图谱。

(2)教师重点讲解常见异常心电图图形特点。

(3)角色扮演:每2名或3名同学为一组,按心电图检查及分析的方法,由1名同学扮演被检查对象,其余同学轮番扮演医生,按照图谱仔细分析常见异常心电图。

实训物品

异常心电图教学图谱、分规。

实训操作

一、急性心肌梗死心电图特点

(一)心肌梗死的基本图形

1. ST 段抬高型　其心电图特点如下。

(1)病理性 Q 波:宽而深的 Q 波,在面向心肌坏死区的导联上出现。

(2)ST 段抬高呈弓背向上型:在面向坏死区周围心肌损伤区的导联上出现。

(3)T 波倒置:在面向损伤区周围心肌缺血区的导联上出现(图9-2-1)。

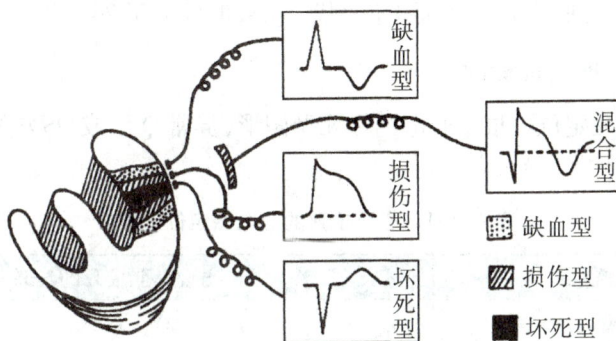

图9-2-1　急性心肌梗死基本图形

2. 非 ST 段抬高型　其心电图特点为:无 ST 段抬高,有普遍性 ST 段压低≥0.1mV,但 aVR 导联(有时还有 V$_1$ 导联)ST 段抬高,或有对称性 T 波倒置或无 ST-T 异常。

(二)心肌梗死心电图的动态演变及分期

1. ST 段抬高型心肌梗死

(1)超急性期:发病数分钟后,心电图上产生高大的 T 波,以后迅速出现 ST 段上斜型或弓背向上型抬高,与高耸直立 T 波相连,但尚未出现异常 Q 波。这些表现一般仅持续数小时。

(2)急性期:梗死后数小时或数日,可持续到数周,心电图呈现一个动态演变过程。ST 段呈弓背向上抬高,可与直立的 T 波形成单向曲线,继而逐渐下降;出现异常 Q 波或 QS 波;T 波由直立开始倒置,并逐渐加深。坏死型的 Q 波、损伤型的 ST 段抬高和缺血性的 T 波倒置在此期间内可同时存在。

(3)亚急性期:出现于梗死后数周至数月。抬高的 ST 段恢复至基线,缺血型 T 波由倒置较深逐渐变浅,坏死型 Q 波持续存在。

(4)陈旧期:急性心肌梗死数月之后,ST 段和 T 波恢复正常,或 T 波持续倒置、低平,趋于恒定不变,病理性 Q 波常永久存在(图9-2-2)。

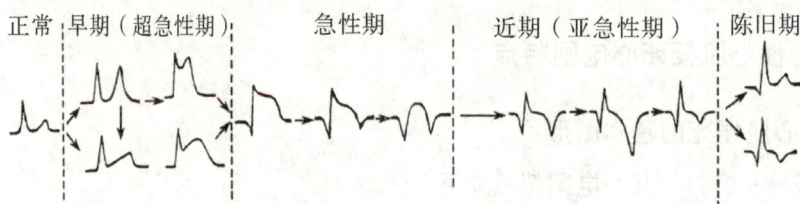

图9-2-2　急性心肌梗死心电图动态演变过程

2. 非 ST 段抬高型心肌梗死中的心内膜下心肌梗死　无病理性 Q 波,普遍性 ST 段压低(但 aVR 和 V_1 导联除外),继而 T 波倒置,持续时间大于 24~48 小时。

(三)心肌梗死的定位诊断

Q 波型心肌梗死定位可根据心电图坏死型图形(异常 Q 波或 QS 波)出现哪些导联来判断(表9-2-1)。

表9-2-1　心肌梗死的心电图定位诊断

心肌梗死部位	出现心肌梗死的导联
前间壁	V_1、V_2、V_3
前壁	V_3、V_4、V_5
广泛前壁	V_1、V_2、V_3、V_4、V_5
下壁	Ⅱ、Ⅲ、aVF
正后壁	V_7、V_8、V_9
侧壁	Ⅰ、aVL、V_5、V_6
右室壁	V_{3R}、V_{4R}

1. 前间壁心肌梗死　心电图表现为 V_1、V_2、V_3 导联出现梗死图形(图9-2-3)。

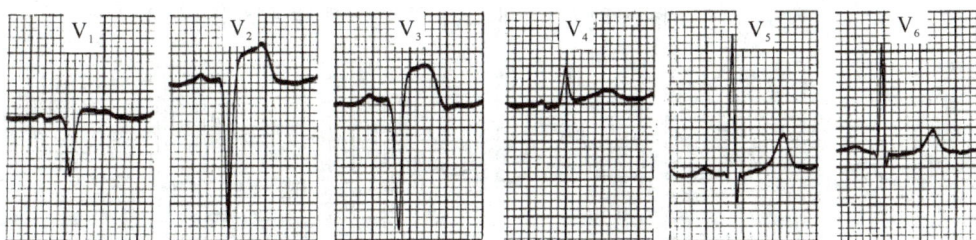

图 9-2-3　急性前间壁心肌梗死

2. 前壁心肌梗死　心电图表现为 V_3、V_4、V_5 导联出现梗死图形(图 9-2-4)。

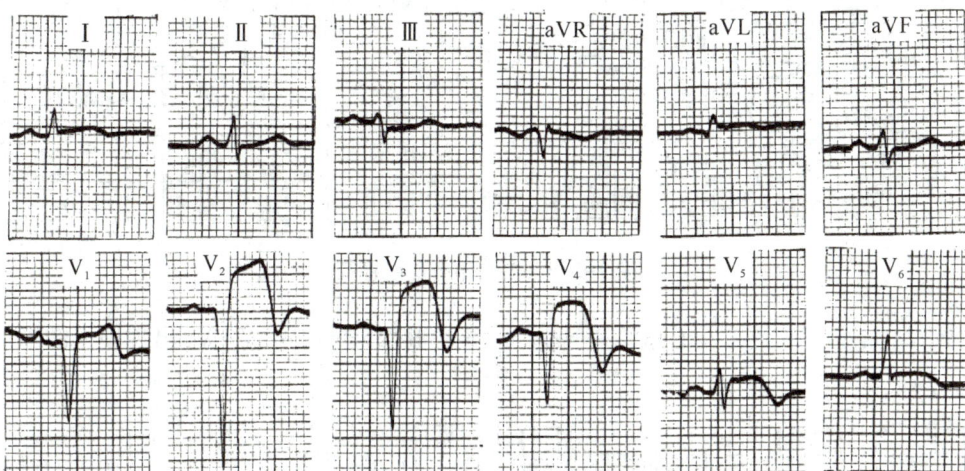

图 9-2-4　急性前壁心肌梗死

3. 广泛前壁心肌梗死　心电图表现为 $V_1 \sim V_6$ 导联出现梗死图形(图 9-2-5)。

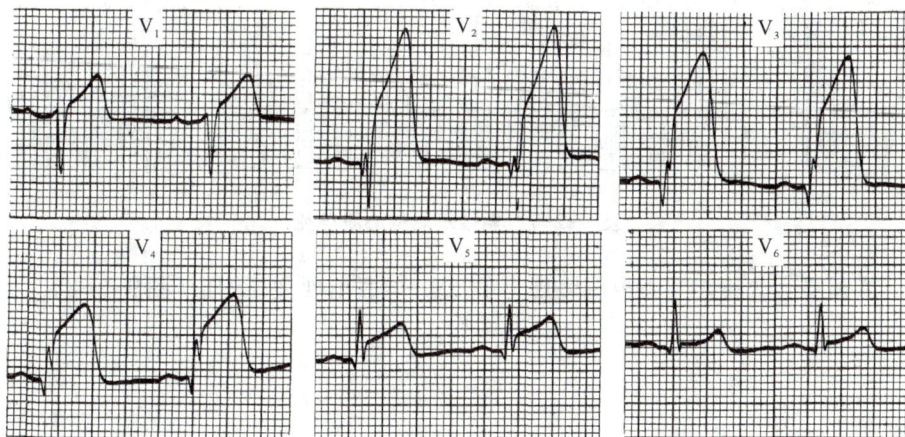

图 9-2-5　急性广泛前壁心肌梗死

4. 下壁心肌梗死 心电图表现为Ⅱ、Ⅲ、aVF 导联出现梗死图形（图9-2-6）。

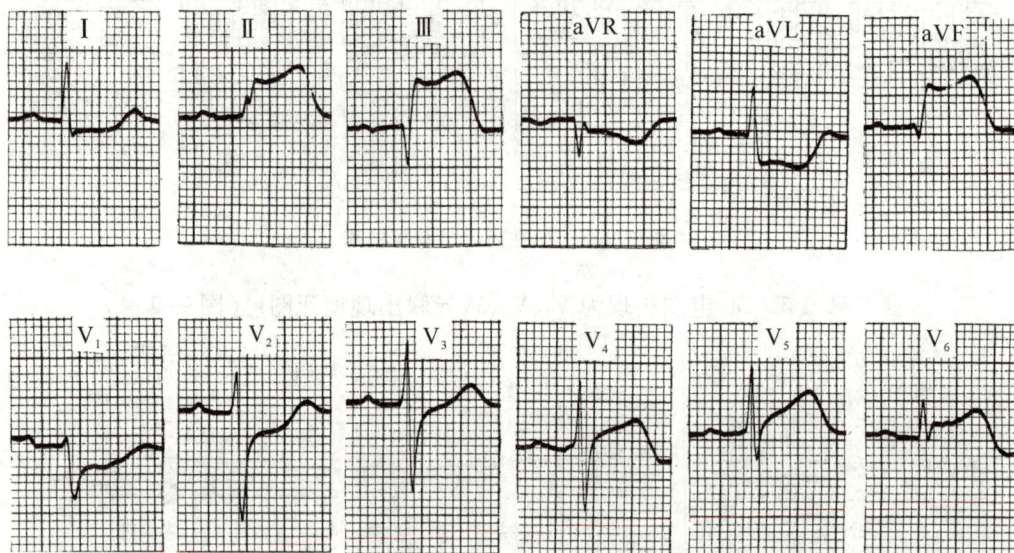

图9-2-6　急性下壁心肌梗死

5. 正后壁心肌梗死 心电图表现为 V_1 导联 R 波增高，V_7、V_8、V_9 出现梗死图形（图9-2-7）。

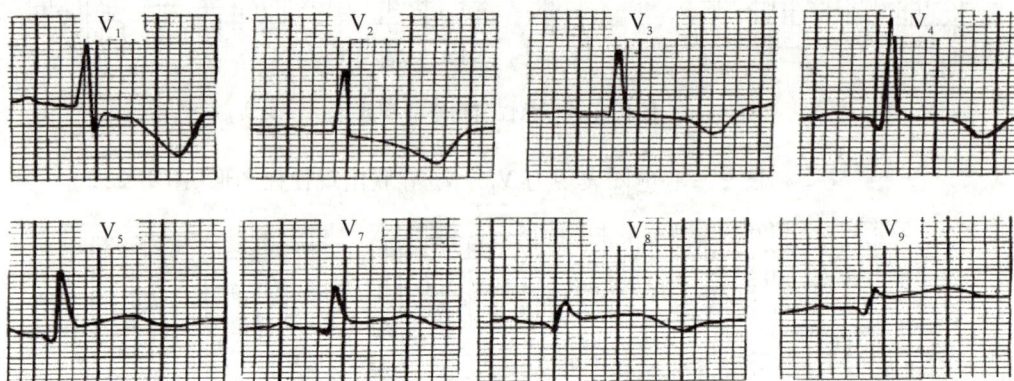

图9-2-7　急性正后壁心肌梗死

6. 高侧壁心肌梗死 心电图表现为Ⅰ、aVL 导联出现梗死图形（图9-2-8）。

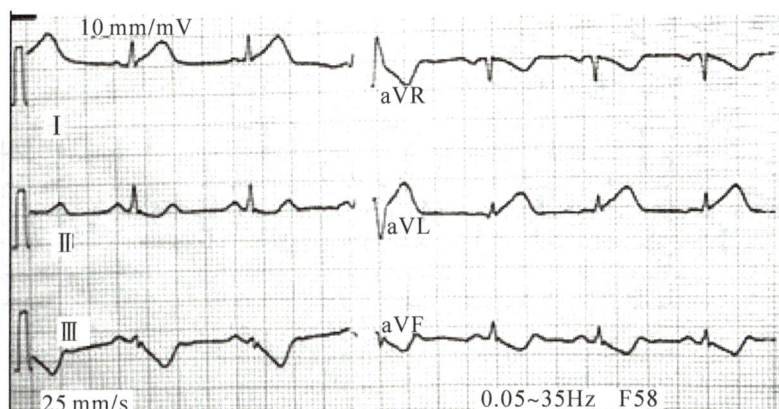

图9-2-8 急性高侧壁心肌梗死

二、窦性心律及窦性心律不齐的心电图特点

正常人为窦性心律,心电图特征为每分钟心率为60~100次,P波规律出现,窦性P波在 Ⅰ、Ⅱ、aVF、V_4~V_6 导联直立,aVR 导联倒置,P-R 间期为0.12~0.20秒(图9-2-9)。

常见异常心电图(一)

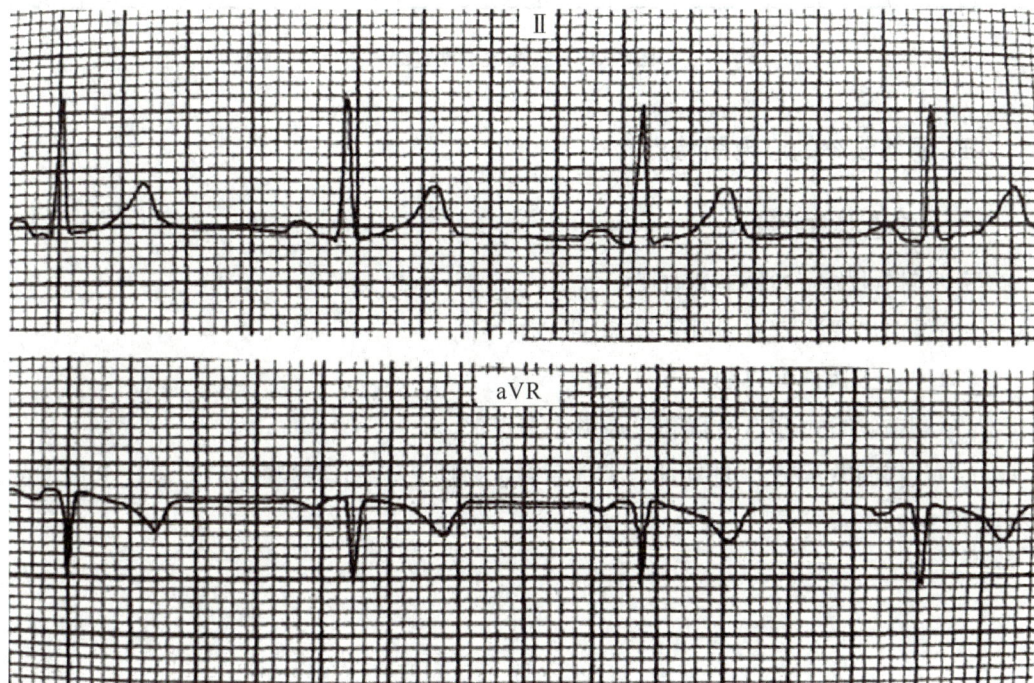

图9-2-9 窦性心律

（一）窦性心动过速

窦性心律的心率高于每分钟 100 次,称为窦性心动过速,心电图表现见图 9-2-10。

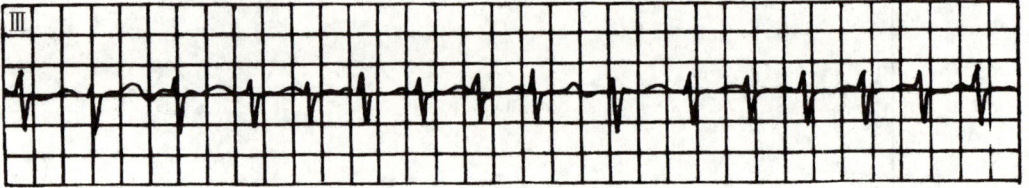

图 9-2-10　窦性心动过速

（二）窦性心动过缓

窦性心律的心率低于每分钟 60 次,称为窦性心动过缓,心电图表现见图 9-2-11。

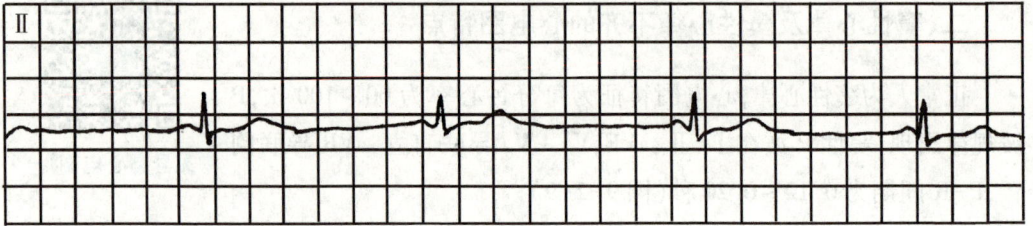

图 9-2-11　窦性心动过缓

三、期前收缩的心电图特点

（一）房性期前收缩

房性期前收缩心电图表现如下:

(1)提前出现的 P'波,其形态与窦性 P 波不同。

(2)P'-R 间期≥0.12 秒。

(3)期前收缩的 QRS 波群和 T 波形态多正常。

(4)代偿间歇不完全,即期前收缩前后两个窦性 P-P 间期之和小于正常 P-P 间期的 2 倍(图 9-2-12)。

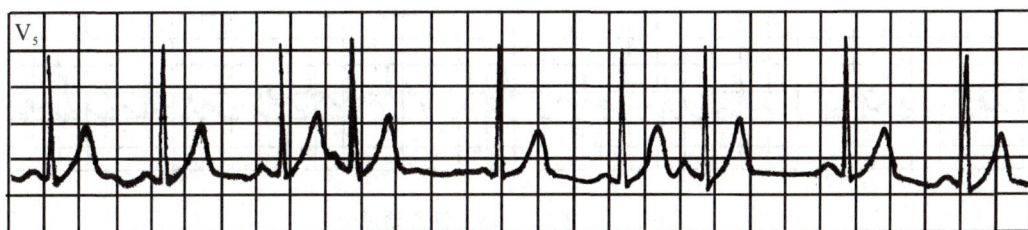

图9-2-12　房性期前收缩

(二)室性期前收缩

室性期前收缩心电图表现如下。

(1)提前出现宽大畸形的QRS波群,时间>0.12秒。

(2)其前无相关P波。

(3)T波与QRS波群主波方向相反。

(4)完全代偿间歇(图9-2-13)。

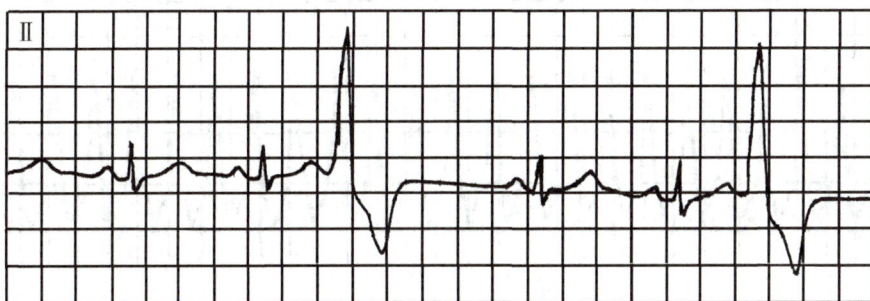

图9-2-13　室性期前收缩

四、异位性心动过速心电图特点

(一)阵发性室上性心动过速

阵发性室上性心动过速心电图表现如下。

(1)有突发、突止的特点。

(2)出现连续3个或3个以上的房性或房室交界性期前收缩,频率达每分钟160~250次,节律规则。

(3)P波不易辨认。

(4)QRS波群形态正常(图9-2-14)。

常见异常心电图(二)

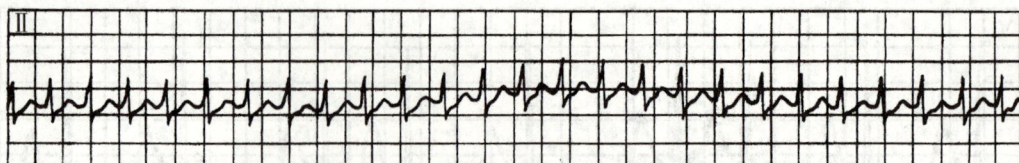

图9-2-14　阵发性室上性心动过速

（二）阵发性室性心动过速

阵发性室性心动过速心电图表现如下。

（1）出现连续3个或3个以上的室性期前收缩，频率达每分钟140～200次，节律可略不规则。

（2）QRS波群呈宽大畸形，时间>0.12秒。

（3）ST-T方向与QRS波群主波方向相反。

（4）可有心室夺获或室性融合波（图9-2-15）。

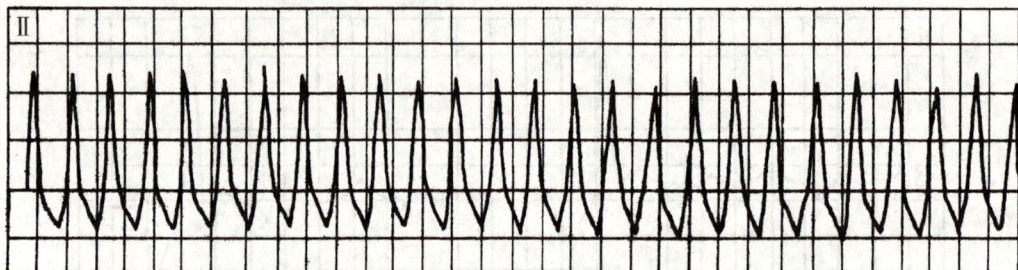

图9-2-15　阵发性室性心动过速

五、房颤与室颤心电图特点

（一）心房颤动

心房颤动心电图表现如下。

（1）窦性P波消失，代之以大小不等、形态各异的f波，频率为每分钟350～600次。

（2）R-R间隔绝对不等。

（3）QRS波群形态多正常（图9-2-16）。

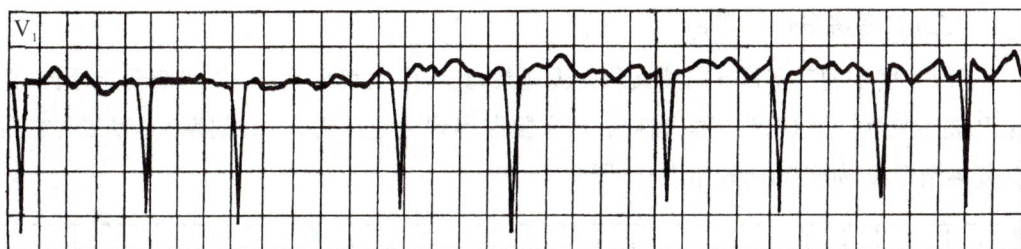

图 9-2-16　心房颤动

(二)心室颤动

心室颤动心电图表现为 P-QRS-T 波群消失,代之以大小不等、极不匀齐的低小波,频率为每分钟 200～500 次(图 9-2-17)。

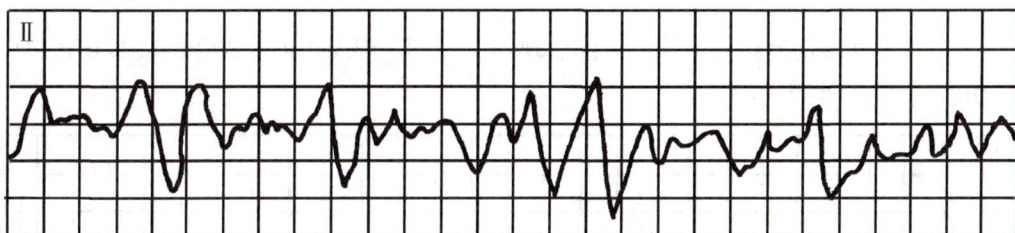

图 9-2-17　心室颤动

六、房室传导阻滞的心电图特点

(一)一度房室传导阻滞

一度房室传导阻滞心电图表现如下。

(1)成人 P-R 间期超过 0.20 秒,老年人 P-R 间期>0.22 秒。

(2)每个 P 波后均有 QRS 波群(图 9-2-18)。

常见异常心电图(三)

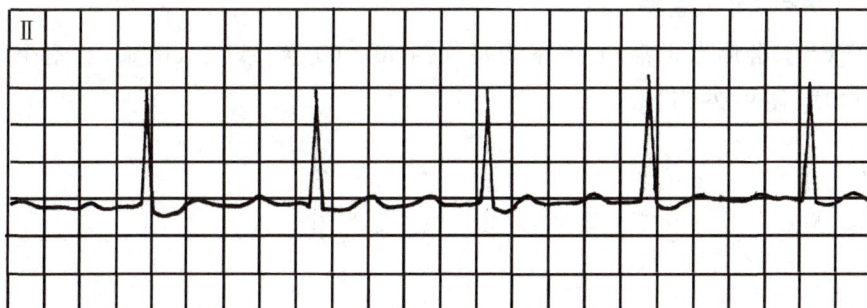

图 9-2-18　一度房室传导阻滞

（二）二度房室传导阻滞

（1）二度Ⅰ型房室传导阻滞又称文氏现象，其心电图表现为：P-R间期逐渐延长，直至P波后脱落一个QRS波群，漏搏后房室阻滞得到一定改善，P-R间期又趋缩短，之后又复逐渐延长，如此周而复始进行（图9-2-19）。

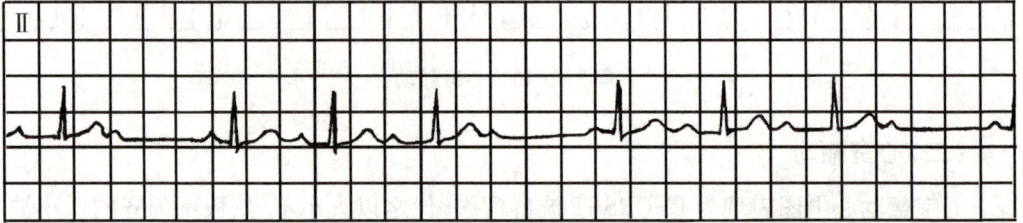

图9-2-19　二度Ⅰ型房室传导阻滞

（2）二度Ⅱ型房室传导阻滞心电图表现为P-R间期固定（正常或延长），部分P波后无QRS波群（图9-2-20）。

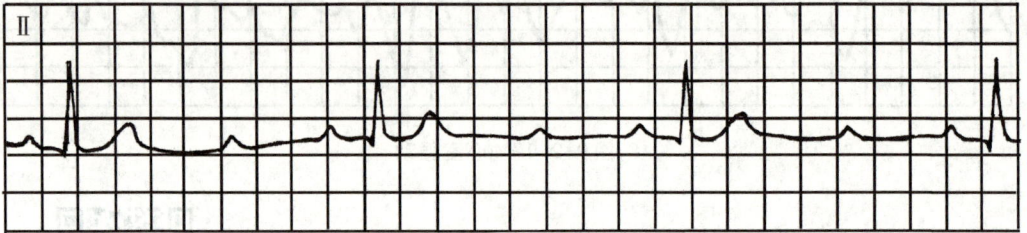

图9-2-20　二度Ⅱ型房室传导阻滞

（三）三度房室传导阻滞

三度房室传导阻滞心电图表现如下。

（1）P-P间隔相等，R-R间隔相等，但P波与QRS波群互不相关。

（2）心房率快于心室率。

（3）QRS波群形态正常，心室率为每分钟40～60次；或宽大畸形，心室率为每分钟20～40次（图9-2-21）。

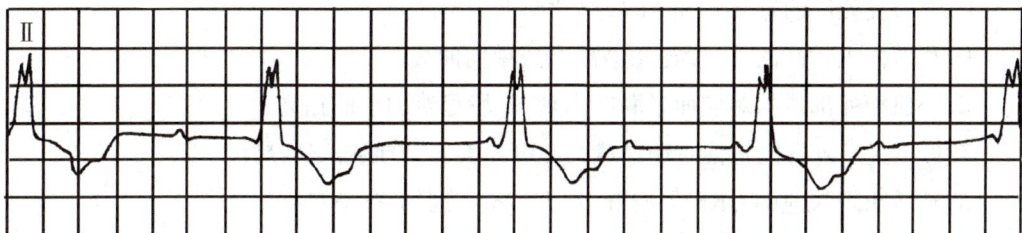

图 9-2-21　三度房室传导阻滞

自我检测

一、单选题

1. 一度房室传导阻滞的心电图诊断依据是（　　）

A. R-R 间距不等　　　　　　B. P-R 间期逐个延长　　　　　　C. ST 变化

D. P-R 间期延长,超过正常值　　E. P 波增宽,P-R 间期<0.12 秒

2. 以下是阵发性室上性心动过速诊断中必备标准的是（　　）

A. 频率低于 140 次/分　　　　B. 大多数病例 QRS 波群形态呈室性

C. R-R 间距绝对规则　　　　　D. T 波与主波方向相反

E. ST 段呈弓背形抬高

3. 以下关于心房纤维颤动的心电图表现,描述错误的是（　　）

A. 窦性 P 波消失　　　　　　B. 代之以大小、间距、形态不等的 f 波

C. R-R 间距绝对规则　　　　　D. QRS 波群呈室上性

E. f 波频率为 350 ~ 600 次/分

4. 以下关于室性期前收缩的心电图表现,描述错误的是（　　）

A. 呈宽大畸形的 QRS 波群　　B. QRS 波群时限≥0.12 秒

C. T 波与主波方向相反　　　　D. 联律间距相等

E. 宽大畸形的 QRS 波群为延迟出现

5. 以下关于三度房室传导阻滞的心电图表现,描述错误的是（　　）

A. 窦性 P-P 间距相等　　　　B. R-R 间距相等

C. P 波与 QRS 波群无传导关系　D. R 波频率>P 波频率

E. QRS 波群形态呈宽大畸形亦可较正常化

6. 以下关于急性心肌梗死的心电图表现,描述错误的是（　　）

A. 面对梗死区的导联出现异常 Q 波

B. 面对梗死区的导联出现 QS 波

C. 面对梗死区的导联出现 ST 段弓背向上的抬高

D. 弓背向上抬高的 ST 段与 T 波融合成单向曲线

E. 心肌梗死部位的对应面导联亦出现 ST 段弓背向上的抬高

7. 以下关于阵发性室性心动过速的心电图表现,描述错误的是(　　　)

A. 连续出现快速的 QRS-T 波群　　　B. QRS 波群形态呈室上性

C. 心率 150 次/分　　　　　　　　D. 有房室分离现象

E. 见室性融合波

8. 以下关于二度Ⅰ型房室传导阻滞的心电图表现,描述错误的是(　　　)

A. 非窦性心律

B. P-R 间期逐渐延长,直至脱落一次 QRS-T 波群

C. 脱落一次 QRS 波群后第一次心动的 P-R 间期重新缩短

D. 以上现象周而复始

E. 窦性心律

9. 以下关于急性下壁心肌梗死心电图变化应出现的导联,描述错误的是(　　　)

A. Ⅱ导联　　　　　　　　　B. Ⅲ导联　　　　　　　　　C. aVF 导联

D. Ⅱ、Ⅲ、aVF 导联　　　　E. V$_5$、V$_6$ 导联

10. 以下关于房性期前收缩的心电图表现,描述错误的是(　　　)

A. P′-R 间期<0.12 秒

B. 提早出现 P′-QRS-T 波群

C. P′-R 间期≥0.12 秒

D. QRS 波群呈室上性

E. 代偿间距不完全

11. 以下关于三度房室传导阻滞的心电图表现,描述错误的是(　　　)

A. 窦性 P-P 间距相等

B. R-R 间距相等

C. P 波与 QRS 波群无关

D. P 波频率>R 波频率

E. 非窦性心律

12. 以下关于室性期前收缩的心电图表现,描述错误的是(　　　)

A. 提早出现 P′-QRS-T 波群

B. QRS 波群呈宽大畸形

C. T 波与主波方向相反

D. 其前无相关 P′波

E. 代偿间歇完全

二、共用题干题(13~16题)

在一幅窦性心律心电图中,某些导联出现坏死型 Q 波伴 ST 段弓背向上抬高,请回答以下关于心肌梗死定位的诊断。

13. 以下属于高侧壁心肌梗死表现导联的是(　　)

A. II、III、aVF　　　　　B. V_3　　　　　C. V_5　　　　　D. I、aVL

E. V_1 导联 QRS 波群呈 R 波增高

14. 以下可考虑为急性下壁心肌梗死表现的导联是(　　)

A. II、III、V_5 导联　　　　　B. III、aVL、aVR 导联

C. II、III、aVF 导联　　　　　D. V_5、V_6 导联

E. $V_1 \sim V_6$ 导联

15. 以下可考虑为急性广泛前壁心肌梗死表现的导联是(　　)

A. II、III、aVF 导联　　　　　B. $V_5 \sim V_7$ 导联

C. $V_4 \sim V_5$ 导联　　　　　D. III、aVF、V_6 导联

E. $V_1 \sim V_6$ 导联

16. 以下可考虑为广泛前间壁心肌梗死表现的导联是(　　)

A. I、aVL 导联　　　　　B. II、III、aVF 导联

C. $V_6 \sim V_8$ 导联　　　　　D. $V_1 \sim V_3$ 导联

E. $V_1 \sim V_6$ 导联

三、多选题

1. 以下属于三度房室传导阻滞心电图表现的是(　　)

A. P-P 间距相等,R-R 间距相等　　B. P 波与 R 波无关

C. P 波频率>R 波频率　　　　　　D. P-R 间期 0.20 秒

2. 以下属于房性期前收缩心电图表现的是(　　)

A. 提前出现 P′-QRS-T 波群　　　　B. P′-R 间期≥0.12 秒

C. 代偿间期不完全　　　　　　　　D. QRS 波群起始部见 S 波

3. 以下属于窦性心律心电图 P 波表现的是(　　)

A. aVR 导联 P 波直立　　　　　　B. II 导联 P 波直立

C. III 导联 P 波倒置　　　　　　　D. aVR 导联 P 波倒置

4. 以下属于室性期前收缩心电图表现的是(　　)

A. 提早出现宽大畸形的 QRS-T 波群

B. QRS 波群时限>0.12 秒

C. T 波与 QRS 波群主波方向相反

D. 代偿间歇不完全

5. 以下属于二度房室传导阻滞心电图表现的是( )

A. 窦性心律 P-R 间期固定　　　　B. P-R 间期逐渐延长

C. 周期性脱漏 QRS 波群　　　　　D. P-R 间期缩短

6. 以下属于阵发性室性心动过速心电图表现的是( )

A. 提早出现室上性 QRS-T 波群

B. 心室律基本规整,频率为每分钟 140~200 次

C. P-R 间期期前收缩 0.10 秒

D. 室性期前收缩连续出现 3 个或 3 个以上

7. 以下属于一度房室传导阻滞心电图表现的是( )

A. P-R 间期缩短为 0.11 秒

B. 两次检查中,心率相同而 P-R 间期延长超过 0.04 秒

C. P-R 间期固定,偶有 QRS 波群脱漏

D. P-R 间期延长,超过 0.20 秒

8. 以下急性心肌梗死基本图形属于面对梗死区导联出现的是( )

A. 心肌坏死出现异常的 Q 波或 QS 波

B. 心肌损伤出现 ST 段弓背向上抬高

C. 心肌缺血出现 T 波倒置

D. 出现期前收缩

三、简答题

1. 试述急性心肌梗死的心电图演变及分期。

2. 试述三度房室传导阻滞的心电图表现。

3. 试述心肌梗死的定位诊断(下壁、前间壁、广泛前壁)。

📖 **课外阅读**

心电图机诞生记

1903 年世界上第一部心电图机诞生,它是由荷兰生理学家威尔姆·埃因斯温设计制造的。这台心电图机重约 272 公斤,体积硕大,占据 2 个房间,需要 5 个人同时操作,并且电磁铁还要不断用水进行冷却。由于对心电图学的开创性贡献,埃因斯温于 1924 年获

诺贝尔生理学或医学奖,并被誉为"心电图之父"。

　　在之后的 100 多年,经过几代人的不懈努力,心电图技术不断得到改进、完善和发展,新设备也不断的研制,并得到广泛应用。如 24 小时心电图技术,可以检测受检者连续 24 小时的心电活动,为心脏病的诊断提供精确可靠的依据;心电图捕捉器可通过电话将患者的心电图及时转送给医生并使患者得到用药指导;高性能多导联的心电图仪已经可以轻松装入口袋之中,功能与普通的心电图机一样,图形可以在小的屏幕上直接显示,医生可以随时为患者提供快捷的服务。如今,心电图机不仅普遍应用于各级医院中,在生物科学、药物研究领域也得到了广泛应用,它为医学、生物科学的发展做出了巨大的贡献。

　　心电图机的更新迭代,蕴含了无数科学家的努力付出,他们不断创新、勇攀高峰的科学精神值得我们学习,将自己的所研、所学报效国家,服务人民,造福社会。

项目十

诊断穿刺术

任务一　胸腔穿刺术

实训目标

知识	掌握	胸腔穿刺的适应证、禁忌证及操作方法	☆☆☆
目标	熟悉	胸腔穿刺的基本技巧及注意事项	☆☆
素质目标		养成踏实肯干、团结协作的工作作风	☆☆

实训内容

（1）教师对胸腔穿刺术的实验内容进行讲解示教。

（2）学生4人或5人为一组，以一人为主操作，其他学生做指导补充，教师巡回指导，发现问题及时纠正。

（3）结束前教师根据同学存在的共同问题进行小结，必要时再示范一次。

（4）书写穿刺记录，内容包括：穿刺名称、穿刺时体位、皮肤消毒、铺洞巾的方法、麻醉方式、操作步骤、操作中病情变化和处理、操作后医嘱及标本送检情况。

实训物品

1. 胸腔穿刺包　内含弯盘2个、尾部连接乳胶管的16号和18号胸腔穿刺针各1根、中弯止血钳4把、孔巾1块、巾钳2把、纱布2块、棉球10个、小消毒杯2个、标本留置小瓶5个。

2. 消毒用品　2.5%碘酊和75%酒精，或0.5%碘伏溶液。

3. 麻醉药物　2%利多卡因5 mL。

4. 其他　5 mL和50 mL注射器各1个、500 mL标本容器2个、1000 mL量筒或量杯1个、胶布1卷、有靠背的座椅1个、抢救车1个、无菌手套2副、锐器盒1个、医疗垃圾桶1个、生活垃圾桶1个。

实训操作

一、适应证

(1)原因未明的胸腔积液需抽取液体明确诊断。

(2)大量胸腔积液引起呼吸困难等压迫症状,抽出液体促进肺复张,缓解症状。

(3)胸膜腔内注入药物。

二、禁忌证

(1)体质衰弱、病情危重难以耐受、有精神疾病及不合作者。

(2)对麻醉药过敏者。

(3)穿刺部位或周围有感染或疑有胸腔包虫病患者。

(4)凝血功能障碍患者。

三、穿刺前准备

胸腔穿刺术

(一)患者准备

(1)测量生命体征(心率、血压、呼吸)。

(2)向患者解释胸腔穿刺的目的、操作过程、可能的风险,确认患者无穿刺禁忌、无麻醉药过敏。

(3)告知患者需要配合的事项(操作过程中避免剧烈咳嗽,保持体位,如有头晕、心悸、气促等不适及时报告)。

(4)签署知情同意书。

(二)操作者准备

(1)核对患者信息。

(2)操作者洗手,戴帽子、口罩和无菌手套;助手协助患者摆放体位,观察穿刺过程中患者情况等。

四、穿刺方法

(一)体位

再次确认病变位于左侧还是右侧。常规患者取直立坐位,上身略前倾,必要时双前臂合抱或将前胸靠在床头桌上,以使肋间隙能够充分暴露(图10-1-1)。卧床患者可以

采取仰卧高坡卧位,略向健侧转,便于显露穿刺部位。

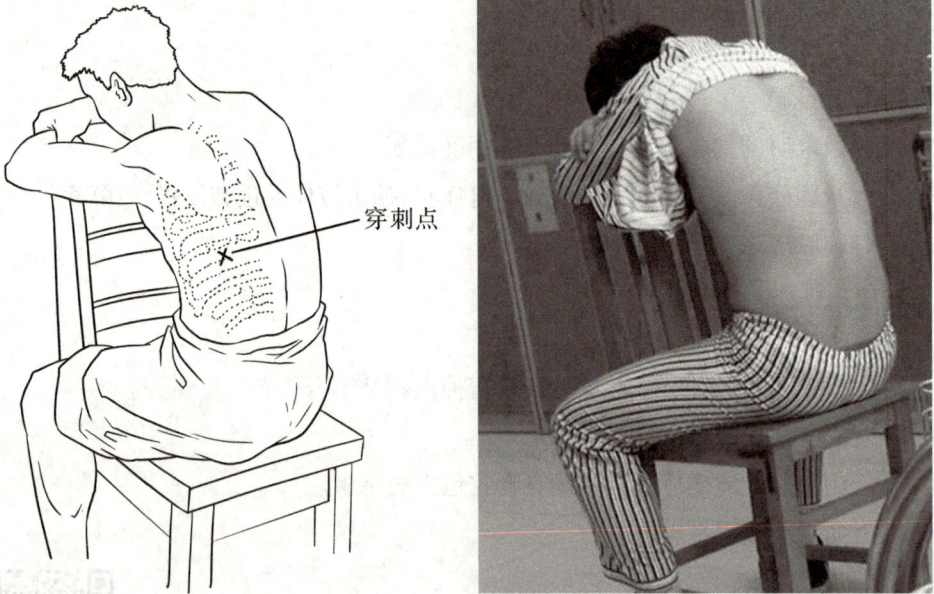

图 10-1-1　胸腔穿刺的体位

(二)穿刺点的选择

(1)穿刺点主要是根据患者胸腔积液的范围而定,常选择腋前线第 5 肋间,腋中线第 6～7 肋间,肩胛下角线或腋后线第 7～8 肋间。穿刺点应避开局部皮肤感染灶。

(2)确定后标记穿刺点。

(3)一般通过叩诊结合 X 线胸片确定穿刺部位,必要时可通过超声检查来进一步确定穿刺点及穿刺深度,甚至在 B 超引导下完成穿刺。

(三)消毒铺单

1. 准备　操作者戴好无菌手套,在两个消毒小杯内分别放入数个棉球,助手协助,分别倒入少量 2.5% 碘酊和 75% 酒精,或用 0.5% 碘伏溶液。

2. 消毒　用 2.5% 碘酊以穿刺点为中心,向周围环形消毒至少 15 cm;以 75% 酒精脱碘两次,自中心向四周展开。

3. 铺巾　无菌孔巾中心对准穿刺点,上方以胶布或巾钳固定于患者衣服上。

(四)麻醉

1. 准备　5 mL 注射器抽取 2% 利多卡因 5 mL。

2. 刺针　在穿刺点局部皮下注射形成一个皮丘,将注射器垂直于皮肤表面,沿肋骨上缘缓缓刺入。

3. 间断负压回抽　如无液体或鲜血吸出,则注射麻醉药逐层浸润麻醉各层组织,直至胸膜。如有液体吸出,则提示针已进入胸腔,记录进针长度,作为下一步穿刺大概需要的进针深度。如有鲜血吸出且在体外凝集,则提示损伤血管,应拔针、压迫,待平稳后更换穿刺部位或方向再穿刺(有时患者胸壁或胸膜很厚,5 mL 注射器配套的针头长度不够,难以达到胸腔积液的部位,回吸无法吸出液体,需要换较长的胸腔穿刺针,才可以达到积液部位,抽得积液)。

(五)穿刺

1. 准备　取尾部连接乳胶管的 16 号或 18 号胸腔穿刺针,用止血钳夹闭乳胶管,根据麻醉时记录的进针深度,在穿刺针上估算出穿刺达到此深度后,留在胸部皮肤外的穿刺针长度。

2. 穿刺　沿麻醉区域所在肋间的肋骨上缘,垂直于皮肤将穿刺针缓缓刺入,达到预定穿刺深度或有落空感后,停止穿刺。

3. 回吸　用止血钳紧贴皮肤固定穿刺针,将乳胶管连接 50 mL 注射器,松开夹闭乳胶管的止血钳,负压回抽注射器,如抽得与局部麻醉过程中颜色一致的液体时,标志穿刺针已进入胸腔。如不成功,适当改变穿刺针的深度与角度,回吸直到有液体吸出为止。

(六)抽液

1. 当穿刺针回吸抽到液体后,经穿刺针导管连接 50 mL 注射器抽取胸腔积液。第一次抽得的液体应先留取标本,分别装入各个标本瓶内。

2. 当每次注射器吸满需排空时,助手需先用止血钳夹闭乳胶管,摘下注射器,排空后再连接乳胶管,打开止血钳,循环操作,抽取液体。注意各个连接点要连接紧密,防止漏气产生气胸。

3. 如果是诊断性穿刺,则穿刺抽得 50 ~ 100 mL 液体,分别装入各个标本瓶内,即完成操作。如果是治疗性穿刺,则需进一步抽出胸腔内积液,但胸腔积液引流速度不能过快,一般首次不超过 600 mL,以后每次引流的液体量应小于 1000 mL。

(七)拔针

(1)拔出穿刺针,局部消毒,压迫片刻,无菌敷料覆盖,胶布固定。

(2)嘱患者平卧休息,测量生命体征。

(八)穿刺后的观察

1. 症状　观察患者有无气促、胸痛、头晕、心悸、咳泡沫痰。

2. 体征　观察患者有无面色苍白、呼吸音减弱、血压下降等。

3. 评价　必要时可行胸部 X 线检查,以评价胸腔残余积液量和排除气胸。

(九)标本处理

记录标本量与性质,将标本分类并标记,然后根据临床需要进行相应检查,如常规检查、生化检查、酶学检查、细菌学检查及细胞病理学检查等。

五、并发症及处理

(一)胸膜反应

穿刺中患者出现头晕、气促、心悸、面色苍白、血压下降等症状时应停止操作,平卧,皮下注射0.1%肾上腺素0.3~0.5 mL。

(二)气胸

气胸可由以下原因引起:穿刺过深伤及肺部;抽液过程中患者咳嗽,使肺膨胀,被穿刺针刺伤;在更换注射器或拔出穿刺针时气体漏入胸腔。少量气胸观察即可,大量气胸则需放置胸腔闭式引流。但如果患者是机械通气,气胸可能会继续发展,甚至成为张力性气胸,此时应注意观察,必要时放置胸腔闭式引流管。

(三)复张性肺水肿

胸腔积液引流速度不能过快,每次引流的液体量应小于1000~1500 mL。如果引流量太大,会导致受压快速复张,引起复张性肺水肿,表现为气促、咳泡沫痰。治疗以限制入量、利尿为主。

(四)血胸

一般情况下,穿刺过程中损伤肺、肋间血管多数可以自行止血,不需要特殊处理。但偶有损伤膈肌血管或较大血管、凝血功能差的患者可引起活动性出血,出现低血压、出血性休克,需要输血、输液、闭式引流,甚至开胸探查止血。

(五)腹腔脏器损伤

穿刺部位选择过低,有损伤腹腔脏器的危险,故应尽量避免在肩胛下角线第9肋间和第8肋间以下进行穿刺。

(六)其他并发症

如出现咳嗽、疼痛、局部皮肤红肿感染,对症处理即可。

六、注意事项

(1)肋间局部解剖:肋间神经、血管位于肋骨下缘,因此,穿刺时应沿肋骨上缘,垂直于皮肤进针,可以避免损伤肋间神经(图10-1-2)。

（2）应避免在第 9 肋间以下穿刺，以免损伤腹腔脏器。

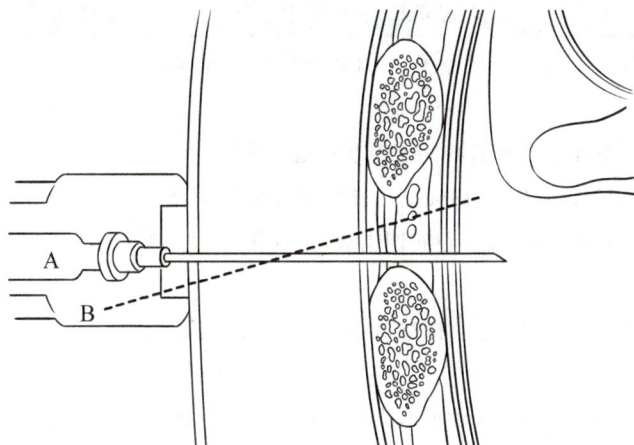

图 10-1-2 肋间解剖

A. 靠近下一肋上缘穿刺，不易损伤肋间神经、血管；

B. 穿刺部位偏上，容易损伤肋间神经、血管

七、操作考核内容及评价

胸腔穿刺操作考核内容及评价

项目	内容要求	完成情况
准备用物	胸腔穿刺包、无菌手套、持物钳及量筒、2.5%碘酊和75%酒精，或 0.5%碘伏、棉球、棉签、胶布、清洁弯盘、2% 利多卡因 5 mL	□优秀 □良好 □未完成
操作前准备	（1）向患者说明目的及意义、签知情同意书，操作者核对患者床号、姓名。 （2）患者取坐位，面向椅背，双手前臂平放于椅背上，前额伏于前臂上；卧床患者可以采取仰卧高坡卧位，略向健侧转，便于显露穿刺部位。 （3）穿刺点的选择：先进行胸部叩诊，选择实音明显的部位进行穿刺，穿刺点可用甲紫在皮肤上做标记。 （4）常用穿刺部位：腋前线第 5 肋间，腋中线第 6~7 肋间，肩胛下角线或腋后线第 7~8 肋间，穿刺点应避开局部皮肤感染灶	□优秀 □良好 □未完成

项目	内容要求	完成情况
操作程序与步骤	(1)操作者当患者面洗手,戴帽子、口罩和无菌手套;助手打开穿刺包。 (2)按顺序准备用物、检查器械,注意穿刺针是否通畅。 (3)用2.5%碘酊以穿刺点为中心,向周围环形消毒至少15 cm;以75%酒精脱碘2次,自中心向四周展开,或用0.5%碘伏溶液。 (4)铺巾:光滑面(浅色面)朝向患者,粗糙面(深色面)面向自己。 (5)麻醉:在穿刺点局部皮下注射形成一个皮丘,将注射器垂直于皮肤表面,沿肋骨上缘缓缓刺入,间断负压回抽后打麻醉药,如有液体吸出,停止注入麻醉药,麻醉完后常规按压1~2分钟 (6)穿刺:用止血钳夹闭乳胶管,左手固定穿刺部位局部皮肤,右手持穿刺针沿麻醉区域所在肋间的肋骨上缘,垂直于皮肤缓缓刺入穿刺针,达到预定穿刺深度或有落空感后,停止穿刺。用止血钳紧贴皮肤固定穿刺针,将乳胶管连接50 mL注射器,松开夹闭乳胶管的止血钳,负压抽吸胸腔积液。注射器吸满后,需先用止血钳夹闭乳胶管,摘下注射器,将液体注入试管中,记录并送检,首次一般不超过600 mL,以后每次引流的液体量应小于1000 mL。 (7)抽液完毕后拔出穿刺针,再次消毒,覆盖无菌纱布,稍用力压迫穿刺部位,助手以胶布固定,让患者静卧休息。 (8)告知患者有不适立即通知工作人员,整理物品。 (9)术后严密观察并做好记录,填写检验单并送检	□优秀　□良好　□未完成
时间	以上所有操作要求在10分钟内完成	□优秀　□良好　□未完成
总体评价		□优秀　□良好　□未完成

🔷 自我检测

1. 患者,女,23岁。因"右侧胸痛伴发热1周"就诊,既往体健。体检:右侧第8后肋以下叩诊实音,呼吸音消失。胸部X线片显示右下肺大片致密影,上缘呈外高内低弧形。为明确诊断应首选的检查措施是(　　　)

A. PPD试验　　　　　　　　B. 支气管镜　　　　　　　　C. 胸部CT

D. 胸腔镜　　　　　　　　E. 胸腔穿刺

2. 男,78 岁,因进行性气短 2 周就诊,无咳嗽、发热、胸痛。胸部 X 线片示左侧大量胸腔积液。血白细胞计数为 $8.9 \times 10^9/L$,淋巴细胞比率为 0.72,血红蛋白为 110 g/L,ESR 36 mm/h。为明确诊断首先应进行的检查是(　　　)

A. 支气管镜　　　　　　　B. 胸腔穿刺　　　　　　　C. 胸腔镜

D. 纵隔镜　　　　　　　　E. 胸部 CT

任务二　腹腔穿刺术

▼ 实训目标

知识	掌握	腹腔穿刺的适应证、禁忌证及操作方法	☆☆☆
目标	熟悉	腹腔穿刺的基本技巧及注意事项	☆☆
素质目标		养成踏实肯干、团结协作的工作作风	☆☆

▼ 实训内容

(1)教师对腹腔穿刺术的实验内容进行讲解示教。

(2)学生 4 人或 5 人为一组,以一人为主操作,其他学生做指导补充,教师巡回指导,发现问题及时纠正。

(3)结束前教师根据同学存在的共同问题进行小结,必要时再示范一次。

(4)书写穿刺记录,内容包括:穿刺名称、穿刺时体位、皮肤消毒、铺洞巾的方法、麻醉方式、操作步骤、操作中病情变化和处理、操作后医嘱及标本送检情况。

▼ 实训物品

1. 腹腔穿刺包　内含弯盘 1 个,止血钳 2 把,组织镊 1 把,腹腔穿刺针(针尾连接橡皮管的 8 号或 9 号针头)1 个,无菌洞巾 1 块,巾钳 2 把,纱布 2 块,棉球 10 个,消毒碗 1 个,小消毒杯 2 个,无菌试管数支(留送常规、生化、细菌、病理标本等,必要时加抗凝剂),5 mL 注射器 1 个,20 mL 或 50 mL 注射器 1 个,以及引流袋(放腹水时准备,由助手打开包装,操作者戴无菌手套后放入穿刺包内)。

2. 消毒用品　2.5% 碘酊和 75% 酒精或 0.5% 碘伏。

3. 麻醉药物　2% 利多卡因 5 mL。

4.其他 皮尺、多头腹带、盛腹水的容器、培养瓶(需要做细菌培养时)、胶布 1 卷、抢救车 1 个、无菌手套 2 副。如需腹腔内注药,准备所需药物、锐器盒 1 个、医疗垃圾桶 1 个、生活垃圾桶 1 个。

实训操作

一、适应证

(1)腹腔积液性质不明需协助诊断者。

(2)大量腹水引起严重腹胀、胸闷、气促、少尿等症状。

(3)腹腔内注入药物。

(4)腹水回输治疗。

(5)人工气腹。

二、禁忌证

(1)躁动不能合作者。

(2)肝性脑病前期(相对禁忌证)及肝性脑病者。

(3)腹膜广泛粘连者。

(4)电解质严重紊乱者。

(5)棘球蚴病患者。

(6)巨大卵巢囊肿者。

(7)明显出血倾向者。

(8)妊娠中后期。

(9)肠麻痹、腹部胀气明显者。

三、穿刺前准备

(一)患者准备

(1)量腹围,测血压、脉搏,检查腹部体征。

(2)向患者解释腹腔穿刺的目的、操作过程、可能的风险,确认患者无穿刺禁忌、无麻药过敏。

(3)穿刺前先嘱患者排尿,以免穿刺时损伤膀胱。

(4)签署知情同意书。

腹腔穿刺术

（二）操作者准备

（1）核对患者信息。

（2）操作者洗手，戴帽子、口罩和无菌手套；助手协助患者体位摆放，观察穿刺过程中患者情况等。

（3）放液前应测量患者体重、腹围、血压、脉搏和腹部体征。

（4）根据病情安排适当体位，如坐位、平卧位、半卧位或稍左侧卧位。协助患者暴露腹部，若放大量腹水，背部先垫好多头腹带。

四、穿刺方法

（一）体检

术前行腹部体格检查，叩诊可闻及移动性浊音，再次确认是否有腹水。

（二）体位

根据病情可选用平卧位、半卧位、侧卧位。

（三）穿刺点的选择

可根据需要选择以下部位穿刺：①一般取左下腹部脐与左髂前上棘连线中外 1/3 交点处；②取脐与耻骨联合连线中点上方 1.0 cm，偏左或偏右 1.5 cm 处；③少量腹水患者取侧卧位，取脐水平线与腋前线或腋中线交点；④包裹性积液需在 B 超定位后完成穿刺。

（四）消毒铺单

1. 准备　操作者戴好无菌手套，在两个消毒小杯内分别放入数个棉球，助手协助，分别倒入少量 2.5% 碘酊和 75% 酒精，或用 0.5% 碘伏溶液。

2. 消毒　用 2.5% 碘酊以穿刺点为中心，向周围环形消毒至少 15 cm；以 75% 酒精脱碘 2 次，自中心向四周展开。

3. 铺巾　将无菌孔巾中心对准穿刺点，上方以胶布或巾钳固定于患者衣服上。

（五）麻醉

自患者皮肤至腹膜壁层用 2% 利多卡因逐层浸润麻醉。先在皮下注射形成皮丘（直径 5～10 mm），再沿皮下、肌肉、腹膜等逐层麻醉。

（六）穿刺

夹闭穿刺针橡皮管末端，置于弯盘中。操作者左手固定穿刺处皮肤，右手持接有橡皮管的腹腔穿刺针自穿刺点垂直进针，然后倾斜 45°～60° 进针 1～2 cm，再垂直进针刺入腹膜，待感到针尖抵抗突然消失时，表示针尖已经穿过腹膜壁层，即可抽取和引流腹水。

诊断性穿刺可直接用 20 mL 或 50 mL 无菌注射器和 7 号针头进行穿刺。大量放液时可用针尾连接橡皮管的 8 号或 9 号针头,助手用消毒止血钳固定针尖并夹持橡皮管(一次性腹腔穿刺包的橡皮管末端带有夹子,可代替止血钳来夹持橡皮管)。在放腹水时若流出不畅,可将穿刺针稍做移动或变换体位(图 10-2-1)。

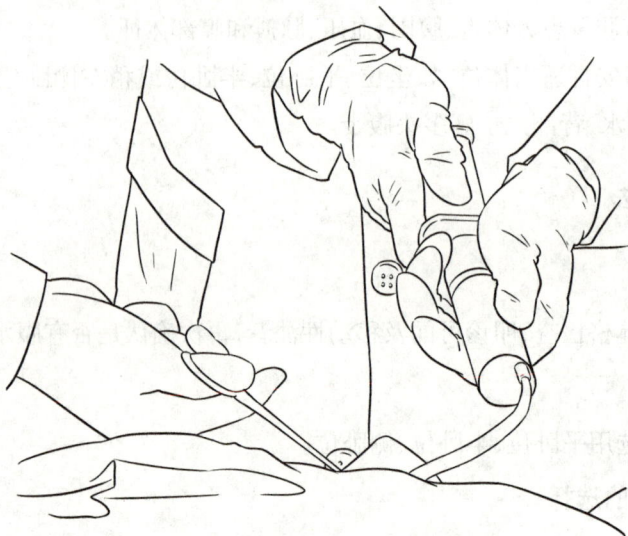

图 10-2-1　腹腔穿刺术抽取腹水

(七)放腹水的速度和量

放腹水的速度不应该过快,以防腹压骤然降低,内脏血管扩张而发生血压下降甚至休克等现象。一般每次放腹水的量不超过 3000 ~ 6000 mL;肝硬化患者第一次放腹水不要超过 3000 mL。

(八)标本的收集

置腹水于消毒试管中以备检验用(抽取的第一管液体应该舍弃)。腹水常规检验需要 4 mL 以上;腹水生化检验需要 2 mL 以上;腹水细菌培养需要在无菌操作下将 5 mL 腹水注入细菌培养瓶;腹水病理检验需要 250 mL 以上。

(九)穿刺点的处理

(1)放液结束后拔出穿刺针,局部消毒,压迫片刻,用无菌敷料覆盖,胶布固定。

(2)若放液量较大,应以多头腹带加压包扎腹部。

(十)术后的处理

(1)术中注意观察患者反应,并注意保暖。

(2)术后测量患者血压、脉搏、腹围。

（3）送患者安全返回病房并交代注意事项，术后当天保持穿刺点干燥，嘱患者尽量保持使穿刺点朝上的体位。

（十一）术后清洁用品的处理

（1）穿刺后腹水的处理：腹水消毒保留 30 分钟后，倒入医疗污物渠道。

（2）腹穿针、注射器等锐器需放入医疗锐器收集箱。

（3）其余物品投入医疗废物垃圾袋。

五、并发症及处理

（一）肝性脑病和电解质紊乱

（1）穿刺前了解患者有无穿刺的禁忌证。

（2）放液速度不宜过快，放液量要有所控制，一次不要超过 3000 mL。

（3）出现症状时停止抽液，按照肝性脑病处理，并维持酸碱及电解质平衡。

（二）出血、损伤周围脏器

（1）穿刺前要复核患者的凝血功能。

（2）操作动作规范、轻柔，熟悉穿刺点，避开腹部血管。

（三）感染

（1）严格按照腹腔穿刺的无菌操作。

（2）感染发生后根据病情适当应用抗生素。

（四）休克

（1）注意控制放液的速度。

（2）一旦出现休克应立即停止操作，进行适当处理，如补液、吸氧、使用肾上腺素等。

（五）麻醉意外

（1）穿刺前要详细询问患者的药物过敏史，特别是麻醉药。

（2）如若使用普鲁卡因麻醉，使用前需要做皮试。

（3）穿刺时应该准备肾上腺素等抢救药物。

六、注意事项

（1）穿刺点应视患者病情及需要而定。急腹症时，穿刺点最好选择在压痛点及肌紧张最明显的部位。少量腹水进行诊断性穿刺时，穿刺前宜令患者先侧卧于拟穿刺侧 3～5分钟。

（2）对腹水量较多者，为防止腹水沿针眼外溢，在穿刺时应注意勿使自皮肤到腹膜壁层的针眼位于一条直线上。正确的穿刺方法是：当针尖垂直通过皮肤到达皮下后，倾斜

45°~60°进针1~2 cm,然后再垂直刺入腹膜腔(图10-2-2)。术后嘱患者平卧,使穿刺孔位于上方以免腹水继续漏出。如仍有漏出,可用蝶形胶布或火棉胶粘贴,及时更换敷料,防止伤口感染。

(3)大量放腹水可能引起电解质紊乱,血浆蛋白大量丢失,一般每次放液不超过3000~6000 mL,肝硬化患者每次放腹水不超过3000 mL,时间不超过2小时。

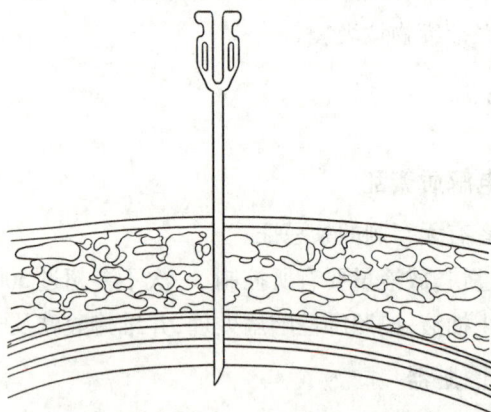

图10-2-2　腹腔穿刺进针方法

七、操作考核内容及评价

腹腔穿刺操作考核内容及评价

项目	内容	完成情况
准备用物	腹腔穿刺包、无菌手套、持物钳及量筒、2.5%碘酊和75%酒精或0.5%碘伏、棉球、棉签、胶布、清洁弯盘、2%利多卡因5 mL	□优秀　□良好　□未完成
操作前准备	(1)操作者向患者说明目的及意义,签知情同意书,术者核对患者床号、姓名,嘱患者排空膀胱。 (2)根据病情安排适当体位,患者可取坐位、平卧位、半卧位或稍左侧卧位。测量患者体重、腹围、血压、脉搏和腹部体征。 (3)穿刺点的选择:①一般取左下腹部脐与左髂前上棘连线中外1/3交点处;②脐与耻骨联合连线中点上方1 cm、偏左或偏右1.5 cm处;③少量腹水患者取侧卧位,取脐水平线与腋前线或腋中线交点;④包裹性积液需在B超定位后完成穿刺	□优秀　□良好　□未完成

续表

项目	内容	完成情况
操作程序与步骤	(1)操作者当患者面洗手,戴帽子、口罩和无菌手套;助手打开穿刺包。 (2)按顺序准备用物、检查器械,注意穿刺针是否通畅。 (3)消毒:用2.5%碘酊以穿刺点为中心,向周围环形消毒至少15 cm;以75%酒精脱碘2次,自中心向四周展开,或用0.5%碘伏溶液。 (4)铺巾:光滑面(浅色面)朝向患者,粗糙面(深色面)面向自己。 (5)麻醉:在穿刺点局部皮下注射形成一个皮丘,然后进入各层组织,间断负压回抽后打麻醉药,如有液体吸出,停止注入麻药,麻醉完后常规按压1~2分钟。 (6)穿刺:用止血钳夹闭乳胶管,左手固定穿刺部位局部皮肤,右手持穿刺针沿麻醉区域逐层进入腹腔,不可垂直进入腹腔,应有一定倾斜度,达到预定穿刺深度或有落空感后,停止穿刺。用止血钳紧贴皮肤固定穿刺针,将乳胶管连接50 mL注射器,松开夹闭乳胶管的止血钳,负压抽吸腹腔积液。注射器吸满后,需先用止血钳夹闭乳胶管,摘下注射器,将液体注入试管中,记录并送检。 (7)抽液完毕后拔出穿刺针,再次消毒,覆盖无菌纱布,稍用力压迫穿刺部位,助手以胶布固定,让患者静卧休息。 (8)告知患者有不适时立即通知医务人员,整理物品。 (9)术后严密观察并做好记录,填写检验单并送检	□优秀　□良好　□未完成
时间	以上所有操作要求在10分钟内完成	□优秀　□良好　□未完成
总体评价		□优秀　□良好　□未完成

自我检测

1. 患者,男,57岁。3月来腹胀、水肿,1周来加重伴腹痛。20年前曾发现HBsAg(+)。查体:可见肝掌及蜘蛛痣,蛙状腹,肝未触及,脾肋下4 cm,全腹压痛,无明显反跳痛,移动性浊音阳性。化验:血白蛋白24 g/L,血球蛋白31 g/L,血钾3.8 mmol/L,血钠136 mmol/L,血氨98 mmol/L。该患者最必要的检查是(　　)

A. 腹水常规+细菌培养　　B. 尿常规及尿钠检测　　C. 腹部B超检查

D. 腹部CT检查　　E. 胃镜检查

2. 体检发现移动性浊音时,腹水量超过(　　)

A. 100 mL　　B. 200 mL　　C. 300 mL

D. 500 mL　　　　　　　　E. 1000 mL

3.腹部损伤时做诊断性腹腔穿刺,却抽出不凝固血液,最可能的诊断为(　　　)

A.空腔脏器破裂　　　　　B.误穿入腹腔血管　　　　C.前腹壁血肿

D.实质性器官破裂　　　　E.后腹膜间隙血肿

任务三　腰椎穿刺术

实训目标

知识 目标	掌握	腰椎穿刺的适应证、禁忌证及操作方法	☆☆☆
	熟悉	腰椎穿刺的基本技巧及注意事项	☆☆
素质目标		养成踏实肯干、团结协作的工作作风	☆☆

实训内容

(1)教师对腰椎穿刺术的实验内容进行讲解示教。

(2)学生4人或5人为一组,以一人为主操作,其他学生做指导补充,教师巡回指导,发现问题及时纠正。

(3)结束前教师根据同学存在的共同问题进行小结,必要时再示范一次。

(4)书写穿刺记录,内容包括:穿刺名称、穿刺时体位、皮肤消毒、铺洞巾的方法、麻醉方式、操作步骤、操作中病情变化和处理、操作后医嘱及标本送检情况。

实训物品

1.腰椎穿刺包　　内含弯盘、腰椎穿刺针、一次性测压管、洞巾、止血钳、巾钳、小消毒杯、棉球、纱布、标本容器。

2.消毒用品　　2.5%碘酊和75%酒精,或0.5%碘伏。

3.麻醉药物　　2%利多卡因5 mL。

4.其他　　无菌手套、5 mL注射器、胶布、抢救车1个、锐器盒1个、医疗垃圾桶1个、生活垃圾桶1个。

实训操作

一、适应证

(1)需进行脑脊液分析,协助诊断脑膜炎、脑炎、吉兰-巴雷综合征、脊髓炎、蛛网膜下腔出血、淋巴瘤、脑膜转移性肿瘤等情况。

（2）测定脑脊液压力，进行脑脊液动力学检查。

（3）用于注射造影剂及药物，如脊髓造影时，注射造影剂；或鞘内注射抗肿瘤药、镇痛药及抗生素。

二、禁忌证

（1）颅内压增高，有脑疝形成征兆者。

（2）穿刺点附近感染者。

（3）凝血功能障碍者。

（4）休克、衰竭或濒危状态者。

（5）后颅窝有占位性病变者。

三、穿刺前准备

（一）患者准备

（1）向患者交代腰椎穿刺的目的、操作过程和可能的风险。

（2）检查患者眼底，判断是否存在眼底水肿，查看患者头颅或脊髓 CT 或 MRI 影像。

（3）签署知情同意书。过敏体质者需行利多卡因皮试，阴性者方可实施。

（二）操作者准备

（1）核对患者信息。

（2）操作者洗手，戴帽子、口罩和无菌手套；助手协助患者摆放体位，观察穿刺过程中患者情况等。

四、穿刺方法

（一）体位

患者侧卧，背部靠近床沿，头向前胸部屈曲，双手抱膝，使膝部紧贴腹部。这种体位使脊柱尽量后凸以增宽脊椎间隙（图 10-3-1）。对于肥胖、关节炎或脊柱侧弯的患者也可以取坐位进行腰椎穿刺。

腰椎穿刺术

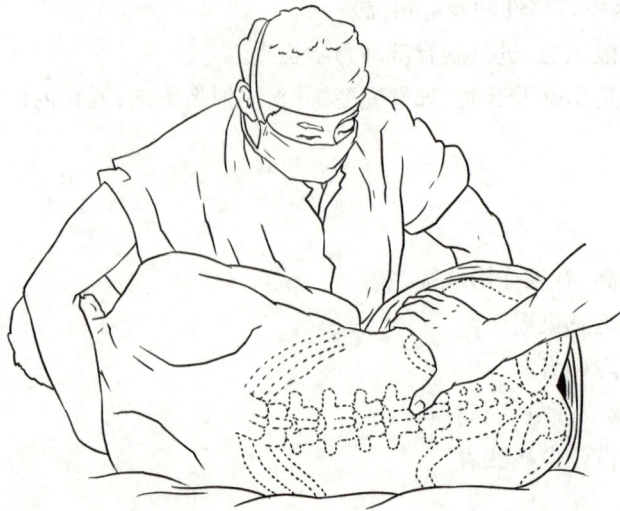

图 10-3-1　腰椎穿刺的体位

（二）穿刺点的选择

（1）一般以双侧髂嵴最高点连线与后正中线交汇处为穿刺点（相当于第3、第4腰椎间隙），有时也可上移或下移一个腰椎间隙进行穿刺。

（2）自第3、4腰椎间隙进针，穿刺针依次穿过皮肤、脊上韧带、脊间韧带、黄韧带、硬膜外腔、硬脊膜、硬膜下间隙、蛛网膜、蛛网膜下腔等结构。

（三）消毒铺单

1.准备　操作者戴好无菌手套，在两个消毒小杯内分别放入数个棉球，助手协助，分别倒入少量2.5%碘酊和75%酒精，或用0.5%碘伏溶液。

2.消毒　用2.5%碘酊以穿刺点为中心，向周围环形消毒至少15 cm；以75%酒精脱碘2次，自中心向四周展开。

3.铺巾　无菌孔巾中心对准穿刺点，上方以胶布或巾钳固定于患者衣服上。

（四）麻醉

于第3、4腰椎间隙皮下注射利多卡因，产生皮丘，然后麻醉深部结构。

（五）穿刺

（1）检查腰椎穿刺针有无缺陷。用左手固定穿刺点皮肤，右手持穿刺针，垂直背部刺入皮丘，缓慢推进，穿刺针尾端向患者足侧偏斜30°~45°。

（2）缓慢进针至蛛网膜下腔。当针头穿过韧带与硬脊膜时，可感到阻力突然消失。成人进针深度为4~6 cm，儿童为2~4 cm。没有经验的操作者，可反复拔出针芯看是否有脑脊液流出。记住：每次推进时需先将针芯推入，拔针时则可不必插入针芯。穿刺时腰椎穿刺针的针尖斜面应平行于患者身体长轴，以避免损伤硬脊膜纤维，这样可以减少患者在腰椎穿刺后头痛。

（3）如果没有脑脊液流出，可轻轻旋转穿刺针。如仍无脑脊液流出，可注射 1 mL 空气，但不要注射生理盐水或蒸馏水。

（4）脑脊液流出后，接上测压管检测压力。正常初压为 70～180 mmH_2O（侧卧位）。压力增高见于患者紧张、蛛网膜下腔出血、感染、占位性病变者；压力降低见于脑脊液循环受阻或穿刺针针头仅有部分在蛛网膜下腔。

（六）标本处理

取脑脊液 2～5 mL 送检，顺序如下。

（1）第一管进行细菌学检查：革兰氏染色、真菌染色及真菌培养。

（2）第二管进行糖及蛋白检验，如怀疑多发性硬化，可化验寡克隆区带及髓鞘碱性蛋白质。

（3）第三管进行细胞计数及分类检验。

（4）第四管根据患者情况进行特异性检验，如怀疑神经梅毒应进行性病研究实验室（VDRL）试验或梅毒螺旋体颗粒临时凝集（TPPA）试验、快速血浆反应素（RPR）试验；如怀疑结核性脑膜炎或单纯疱疹性脑炎应进行 PCR 检测；如怀疑隐球菌感染，应进行墨汁染色。

（五）穿刺点处理

拔出穿刺针，局部消毒，压迫片刻，无菌敷料覆盖，胶布固定。

（六）术后处理

嘱患者去枕平卧 4～6 小时，多饮水，预防腰椎穿刺后头痛。

五、并发症及处理

（1）腰椎穿刺后头痛是最常见的并发症，见于穿刺后 24 小时。患者卧位时头痛消失，坐位时头痛加剧，多为枕部跳痛，可持续一周。病因可能是穿刺点渗出或脑组织牵拉、移位。

（2）马尾及脊髓圆锥损伤较少见。腰椎穿刺中如果突然出现感觉异常（如下肢麻木或疼痛），应立即停止穿刺。

（3）腰椎穿刺过程中或穿刺后发生脑疝非常少见，多见于颅内压升高患者，及早发现可以治疗。

（4）脑膜炎。

（5）蛛网膜下腔或硬膜下腔出血见于正在接受抗凝治疗或存在凝血障碍的患者，可导致瘫痪。

六、注意事项

（1）严格掌握禁忌证，凡疑有颅内压升高者必须先做眼底检查，如有明显视盘水肿或有脑疝先兆者,禁止穿刺。

(2)穿刺时患者如出现呼吸、脉搏、面色异常等情况时,立即停止操作,并做相应处理。

(3)鞘内给药时,应先放出等量脑脊液后再注入药物。

七、操作考核内容及评价

腰椎穿刺操作考核内容及评价

项目	内容要求	完成情况
准备用物	腰椎穿刺包、2.5%碘酊和75%酒精或0.5%碘伏、2%利多卡因5 mL、无菌手套、注射器、胶布、清洁弯盘、棉球、棉签、无菌手套	□优秀　□良好　□未完成
操作前准备	(1)操作者核对患者床号、姓名,做必要的体格检查。 (2)说明腰椎穿刺术的目的,安抚患者,使其同意配合。 (3)与患者及家属谈话,签署知情同意书。 (4)准备和检查物品是否齐全、完好	□优秀　□良好　□未完成
操作程序与步骤	(1)操作者当患者面洗手,戴帽子、口罩。 (2)患者侧卧,背部靠近床沿,头向前胸部屈曲,双手抱膝,使其紧贴腹部。 (3)穿刺点的选择:一般取双侧髂嵴最高点连线与后正中线交汇处为穿刺点(相当于第3、4椎间隙)有时也可在上一或下一腰椎间隙穿刺。 (4)戴无菌手套,常规消毒皮肤,铺洞巾。 (5)麻醉:用2%利多卡因自皮肤到椎间韧带做局部麻醉,麻醉后常规按压1~2分钟。 (6)穿刺:左手固定穿刺部位局部皮肤,右手持穿刺针,以垂直背部的方向或略向头侧缓慢刺入。成人进针深度为4~6 cm,儿童为2~4 cm。 (7)当针头穿过韧带与硬脑膜时,有落空感,此时将针芯慢慢抽出,可见脑脊液流出。 (8)放液前先接上测压管测量压力,正常初压为70~180 mmH_2O。 (9)撤去测压管,根据检测要求收集脑脊液并送检。 (10)插入针芯后,拔出穿刺针,再次消毒穿刺部位,覆盖纱布,胶布固定。 (11)嘱患者去枕平卧4~6小时,多饮水预防腰椎穿刺后头痛;测量患者血压并观察病情变化。 (12)术后填写检验单并送检,做好记录	□优秀　□良好　□未完成

续表

项目	内容要求	完成情况
操作评价	(1)操作熟练、稳重,操作顺序有条理、不慌乱,有无菌意识。 (2)穿刺中询问患者有无不适,操作中时刻注意患者的表情、呼吸,态度严谨,沟通时有礼貌。 (3)以上所有操作要求在 10 分钟内完成。 (4)关心患者,覆盖患者上衣,物品基本复原,垃圾丢弃到正确位置	☐优秀　☐良好　☐未完成
总体评价		☐优秀　☐良好　☐未完成

自我检测

1. 患者头痛呕吐,伴意识丧失 30 分钟。查体:神志清楚,颈部抵抗,克氏征阳性。右侧眼睑下垂,右侧瞳孔 4 mm,对光反射消失。该患者最好的诊断措施是(　　　)

A. 腰椎穿刺　　　　　　B. 脑电图　　　　　　　C. 视力检查

D. 头颅 CT　　　　　　E. 视神经成像

2. 颅内压增高的三主征是(　　　)

A. 血压升高、脉搏细弱、呼吸微弱

B. 头痛、呕吐、视乳头水肿

C. 意识不清、呕吐、行走不稳

D. 头昏、头痛、呕吐

E. 血压下降、脉搏缓慢、呼吸微弱

任务四　骨髓穿刺术

实训目标

知识目标	掌握	骨髓穿刺的适应证、禁忌证及操作方法	☆☆☆
	熟悉	骨髓穿刺的基本技巧及注意事项	☆☆
素质目标		养成踏实肯干、团结协作的工作作风	☆☆

实训内容

（1）教师对骨髓穿刺术的实验内容进行讲解示教。

（2）学生4人或5人为一组，以一人为主操作，其他学生做指导补充，教师巡回指导，发现问题及时纠正。

（3）结束前教师根据同学存在的共同问题进行小结，必要时再示范一次。

（4）书写穿刺记录，内容包括：穿刺名称、穿刺时体位、皮肤消毒、铺洞巾的方法、麻醉方式、操作步骤、操作中病情变化和处理、操作后医嘱及标本送检情况。

实训物品

1. 骨髓穿刺包　内含弯盘1个、骨髓穿刺针1个、镊子1把、洞巾1块、小消毒杯、棉球、纱布。

2. 消毒用品　2.5%碘酊和75%酒精，或0.5%碘伏。

3. 麻醉药物　2%利多卡因5 mL。

4. 其他　无菌手套2副、一次性注射器2个（2 mL或5 mL 1个、10 mL或20 mL 1个）、干净玻片6~8张和1张推片、抗凝管数个（其中1个是EDTA抗凝，用于融合基因检测，其余均为肝素抗凝）、胶布、抢救车1个、锐器盒1个、医疗垃圾桶1个，生活垃圾桶1个。

实训操作

一、适应证

（1）各类血液病和全身肿瘤性疾病是否有骨髓侵犯或转移的诊断。

（2）原因不明的肝、脾、淋巴结肿大及某些发热原因未明者。

（3）某些传染病或寄生虫病需要骨髓细菌培养或涂片寻找病原体者，如伤寒杆菌的骨髓培养及骨髓涂片寻找疟原虫和利-杜小体。

（4）某些代谢性疾病的诊断，如戈谢（Gaucher）病，只有在骨髓找到Gaucher细胞，才能最后确定诊断。

（5）观察血液病及其他骨髓侵犯疾病的治疗反应和判断预后。

（6）用于骨髓移植时采集足量的骨髓。

二、禁忌证

（1）血友病及有严重凝血功能障碍者，当骨髓检查并非唯一确诊手段时，不宜进行此种检查,以免引起局部严重迟发性出血。

(2)穿刺点局部皮肤有感染者。

三、穿刺前准备

(一)患者准备

(1)向患者或家属交代骨髓穿刺的目的、操作过程及可能的风险。

(2)告知需要配合的事项(操作过程中可能会有疼痛等不适,及时报告;穿刺后 3 天内穿刺部位不要着水,并保持清洁等)。

(3)怀疑有凝血功能障碍者,在骨髓穿刺前应做凝血功能方面的检查,以决定是否适合做此种检查。

(4)签署知情同意书。过敏体质者需行利多卡因皮试,阴性者方可实施。

(二)操作者准备

(1)核对患者信息。

(2)操作者洗手,戴帽子、口罩和无菌手套;助手协助患者摆放体位,观察穿刺过程中患者情况等。

(3)操作者(也可专有制片助手)应会根据骨髓穿刺目的制作合乎规范的骨髓片。

四、穿刺方法

(一)体位

骨髓穿刺的体位因穿刺点的选择部位不同而异。

(1)仰卧位或侧卧位:适用于选择髂后上棘穿刺点。

(2)仰卧位:适用于选择髂前上棘和胸骨穿刺点。

(3)坐位或侧卧位:适用于选择腰椎棘突穿刺点。

(二)穿刺点的选择

1. 髂后上棘穿刺点　位于第 5 腰椎和第 1 骶椎水平旁开约 3 cm 处一圆钝的突起处,此处穿刺容易成功,而且安全。由于该穿刺部位患者看不到,减少了恐惧感,是最常用的穿刺点。为骨髓移植提供大量骨髓时,常首选此部位作为穿刺点。

2. 髂前上棘穿刺点　位于髂前上棘后 2 cm 较平的骨面(图 10-4-1),此处易于固定,操作方便,无危险性,但骨髓成分次于髂后上棘,也不如髂后上棘容易成功。

3. 胸骨穿刺点　位于第 2 肋间隙胸骨体的中线部位,此处骨髓液含量丰富,当其他部位穿刺失败或仍不能明确诊断时,需做胸骨穿刺。

4.腰椎棘突穿刺点 位于腰椎棘突突出处,此处骨髓成分好,但穿刺难度较大,不常用。

5.穿刺点 避开局部皮肤感染灶,确定后要标记穿刺点。

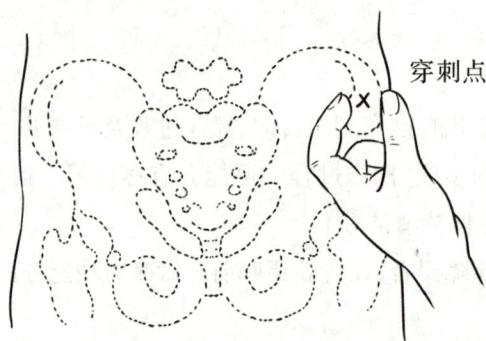

穿刺点

图 10-4-1　髂前上棘穿刺点

（三）消毒铺单

1.准备 操作者戴好无菌手套,在两个消毒小杯内分别放入数个棉球,助手协助,分别倒入少量2.5%碘酊和75%酒精,或用0.5%碘伏溶液。

2.消毒 用2.5%碘酊以穿刺点为中心,向周围环形消毒至少15 cm;以75%酒精脱碘2次,自中心向四周展开;也可用0.5%碘伏同样消毒2遍。

3.铺巾 无菌孔巾中心对准穿刺点,当采取坐位或仰卧位时应以胶布固定无菌孔巾于患者衣服上。

（四）麻醉

(1)准备2 mL或5 mL注射器抽取2%利多卡因5 mL。

(2)在穿刺点局部皮下注射形成一个皮丘,将注射器垂直于皮肤表面,缓缓刺入。

(3)间断负压回抽,如无液体或鲜血吸出,则注射麻醉药逐层浸润麻醉各层组织,直至骨膜,此时注射器与骨膜垂直,记住注射器针头的进针深度。同时以定位穿刺点为中心,对骨膜进行多点麻醉,以达到麻醉一个面,而非一个点,防止因穿刺点与麻醉点不完全相符而引起疼痛。

（五）穿刺

1.准备 将穿刺针与麻醉的注射器比针,调节穿刺针螺旋,使骨髓穿刺针的固定器固定在比麻醉时注射器针头的进针深度长0.5～1.0 cm(胸骨穿刺和棘突穿刺时一般固定在距离针尖约1 cm处,髂后和髂前上棘穿刺时一般固定在距离针尖约1.5 cm处)处。

2.穿刺 髂后上棘和髂前上棘穿刺时,操作者左手拇指和示指固定穿刺部位,右手持骨髓穿刺针与骨面呈垂直方向刺入。当穿刺针针尖触及骨面时,则沿着穿刺针的针体长轴左右旋转穿刺针,以缓慢钻刺骨质并向前推进。当突然感到穿刺阻力消失,即有突破感且穿刺针已固定在骨内时,表示穿刺针已进入骨髓腔内。穿刺深度自针尖达骨膜后进入 1 cm 左右即可。

(1)胸骨穿刺时,操作者左手拇指和示指固定穿刺部位,右手持穿刺针,将针头斜面朝向髓腔,针尖指向患者头部,与骨面成 70°～80°角,缓慢左右旋转穿刺针,刺入深度 0.5～1 cm,穿刺针固定在骨内即可,一般无突然感到穿刺阻力消失的突破感。

(2)腰椎棘突穿刺时,操作者左手拇指和示指固定穿刺部位,右手持穿刺针与骨面成垂直方向刺入,缓慢左右旋转穿刺针,刺入深度为 0.5～1 cm,穿刺针固定在骨内即可,一般也无突然感到穿刺阻力消失的突破感。

3. 抽吸　拔出穿刺针针芯,放于无菌盘里,接上干燥的 10 mL 或 20 mL 注射器,当用负压回抽见到注射器内有骨髓液时,表示穿刺已成功。若未能抽出骨髓液,则可能是穿刺的深度或方向不合适,或穿刺针的针尖堵在骨质上,或是穿刺针针腔被皮肤和皮下组织块堵塞,此时应重新插上针芯,稍加旋转或再钻入少许,重新接上注射器再行抽吸,即可取得骨髓。若仍抽不出骨髓成分或仅吸出少许稀薄血液,则称为干抽,这可能是由于操作者技术欠佳,或骨髓纤维化,或骨髓成分太多、太黏稠(如急性白血病等)所致。若属于操作者技术欠佳,应改换技术操作熟练者,或更换其他部位再次穿刺。若属于骨髓方面的原因,则应该进行骨髓活检。

(六)抽液

(1)当用负压回吸见到注射器内有骨髓液时,若为了骨髓涂片进行常规骨髓细胞学检查,则应该用适当的力量迅速抽取骨髓液 0.1～0.2 mL,即注射器针栓部分见到骨髓液即可。

(2)如果需要做骨髓液的其他检查,应在留取骨髓液涂片标本后,再抽取需要量的骨髓液,用于骨髓干细胞培养、染色体和融合基因检查、骨髓细胞流式细胞术检查及骨髓液细菌培养等。

(七)制片

取下注射器,插入针芯,迅速将留取在注射期内的骨髓液滴于载玻片上,由操作者或助手用推片蘸取少许取骨髓液快速涂片 6～8 张(具体制片数量视需要而定)。

(八)拔针

(1)抽取骨髓液结束,拔出插入针芯的穿刺针。

(2)局部消毒,压迫片刻,无菌敷料覆盖,胶布固定。

(3)嘱患者穿刺部位 3 天内不要着水,并保持清洁。

(九)标本处理

(1)骨髓涂片连同申请单送骨髓检查室。

(2)其他骨髓液根据临床需要进行相应检查,如骨髓干细胞培养、染色体和融合基因检查。

五、并发症及处理

1.穿透胸骨内侧骨板,伤及心脏和大血管　虽罕见,但非常危险。这是胸骨穿刺时用力过猛或穿刺过深发生的意外。因此,胸骨穿刺时固定穿刺针长度很重要,一定要固定在距离针尖约 1 cm 处,缓慢左右旋转穿刺针刺入,开始时用力一定要轻,特别是对老年骨质疏松者和多发性骨髓瘤患者更要注意用力。初次操作者最好避免先从胸骨穿刺开始。

2.穿刺针被折断在骨内　很罕见,常由于穿刺针针头进入骨质后操作者摆动过大,或在穿刺过程中,由于骨质坚硬而难以达到骨髓腔时,强行进针所致。为防止穿刺针被折断,穿刺针针头进入骨质后不要摆动过大。穿刺过程中,如感到骨质坚硬而难以达到骨髓腔时,不可强行进针。若穿刺针被折断在骨内,可请外科医生处理。

3.局部皮肤出血和红肿感染　对症处理即可。

六、注意事项

(1)骨髓穿刺针和注射器必须干燥,以免发生溶血反应。

(2)送检骨髓液涂片时,应同时加送 2～3 张血涂片。

七、操作考核内容及评价

骨髓穿刺操作考核内容及评价

项目	内容要求	完成情况
准备用物	骨髓穿刺包、无菌手套、持物钳及筒、2.5% 碘酊和 75% 酒精,或 0.5% 碘伏、棉球、棉签、胶布、清洁弯盘、2% 利多卡因 5 mL	□优秀　□良好　□未完成

项目	内容要求	完成情况
操作前准备	(1)操作者向患者说明目的及意义、签知情同意书,术者核对患者床号、姓名,嘱患者排空膀胱。 (2)体位:仰卧位或侧卧位。 (3)穿刺点的选择:①髂后上棘穿刺点:位于第5腰椎和第1骶椎水平旁开约3 cm处一圆钝的突起处。②髂前上棘穿刺点:位于髂前上棘后2 cm较平的骨面。③胸骨穿刺点:位于第2肋间隙胸骨体的中线部位。④腰椎棘突穿刺点:位于腰椎棘突突出处	□优秀　　□良好　　□未完成
操作程序与步骤	(1)操作者当患者面洗手,戴帽子、口罩和无菌手套;助手打开穿刺包。 (2)按顺序准备用物、检查器械,注意穿刺针是否通畅,针芯是否匹配,穿刺针固定在离针尖1.5 cm处。 (3)消毒:用2.5%碘酊以穿刺点为中心,向周围环形消毒至少15 cm;以75%酒精脱碘2次,自中心向四周展开,或用0.5%碘伏溶液。 (4)铺巾:光滑面(浅色面)朝向患者,粗糙面(深色面)面向自己。 (5)麻醉:在穿刺点局部皮下注射形成一个皮丘,然后垂直进入各层组织,间断负压回抽后打麻药,碰到骨膜为止,麻醉完后常规按压1~2分钟。 (6)穿刺:左手固定穿刺部位局部皮肤,右手持穿刺针向骨面垂直,左右旋转缓慢钻进骨质,有落空感且穿刺针能固定在骨内,表明已进入骨髓腔。 (7)拔出针芯,接上干燥的10 mL注射器,抽吸0.1~0.2 mL红色骨髓液,将骨髓液滴于载玻片上,滴骨髓液时,不得将注射器倒转,由操作者或助手快速涂片6~8张。 (8)拔出插入针芯的穿刺针,再次消毒,无菌敷料覆盖,稍用力压迫穿刺部位,胶布固定。 (9)术后严密观察并做好记录,填写检验单并送检	□优秀　　□良好　　□未完成
时间	以上所有操作要求在10分钟内完成	□优秀　　□良好　　□未完成
总体评价		□优秀　　□良好　　□未完成

自我检测

1. 患者,女,25 岁,发热 1 周,体温为 38.5 ~ 39 ℃,检查皮肤有散在紫癜。颈部及腋下可触及 0.5 ~ 1.5 cm 大小淋巴结 5 ~ 6 个,脾肋下 3 cm,血红蛋白 85 g/L,白细胞为 10×10^9/L,血小板为 25×10^9/L。对诊断帮助最大的检查是(　　　)

  A. 血细菌培养   B. 白细胞分类   C. 胸部 X 线片

  D. 骨髓象检查   E. 血小板抗体测定

2. 患者,女,40 岁,5 天前发热、咽痛,应用抗生素治疗无效,颈部浅表淋巴结肿大,咽部充血。扁桃体Ⅱ度肿大,下肢少许瘀斑。血细胞 11.6×10^9/L,原始细胞 0.60,血红蛋白 80 g/L,血小板 34×10^9/L。为明确诊断应做的检查是(　　　)

  A. 血小板抗体   B. 血清铁蛋白   C. 骨髓扫描

  D. 淋巴结活检   E. 骨髓涂片细胞学检查

任务五　静脉穿刺术

实训目标

知识	掌握	静脉穿刺的适应证、禁忌证及操作方法	☆☆☆
目标	熟悉	静脉穿刺的基本技巧及注意事项	☆☆
素质目标		养成踏实肯干、团结协作的工作作风	☆☆

实训内容

1. 教师对静脉穿刺术的实验内容进行讲解示教。

2. 学生 4 人或 5 人为一组,以一人为主操作,其他学生做指导补充,教师巡回指导,发现问题及时纠正。

3. 结束前教师根据同学存在的共同问题进行小结,必要时再示范一次。

4. 书写穿刺记录,内容包括:穿刺名称、穿刺时体位、皮肤消毒、铺洞巾的方法、麻醉方式、操作步骤、操作中病情变化和处理、操作后医嘱及标本送检情况。

实训物品

皮肤消毒液(2.5% 碘酊和 75% 酒精,或 0.5% 碘伏,或安尔碘)、无菌棉签、采血针

（或注射器）、真空采血试管、输液贴、治疗巾、垫枕、止血带、试管架、医嘱执行单、化验单、锐器盒 1 个、医疗垃圾桶 1 个,生活垃圾桶 1 个。

实训操作

一、适应证

（1）需要留取静脉血标本的各种血液实验室检查。

（2）需要开放静脉通道输液或进行相关检查的各种情况。

（3）危重患者及采血困难患者的急症处理。

二、禁忌证

穿刺部位有感染为绝对禁忌证,有明显出血倾向者为相对禁忌证。

三、穿刺前准备

（一）患者准备

（1）向患者解释静脉穿刺的目的、操作过程、可能的风险及注意事项。

（2）评估患者穿刺部位的皮肤状况、静脉充盈度、管壁弹性及患者的配合程度。

静脉穿刺术

（二）操作者准备

（1）核对患者信息。

（2）操作者洗手,戴帽子、口罩和无菌手套。

四、穿刺方法

（一）体位

（1）穿刺肘静脉时,患者可选择平卧位或坐位,暴露前臂和上臂,肘部下方放置垫枕,上臂稍外展。

（2）穿刺股静脉时,患者取平卧位,下肢稍外展、外旋。

（二）穿刺点的选择

1. 肘静脉穿刺点　肘窝处有明显弹性和张力的部位即为充盈的静脉,必要时可通过触摸寻找（图 10-5-1）。

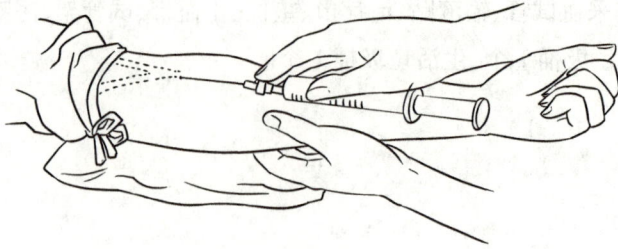

图 10-5-1　肘静脉穿刺进针示意图

2.股静脉穿刺点　在腹股沟韧带中心的内下方 1.5～3.0 cm,即股动脉内侧 0.5 cm (图 10-5-2)为穿刺点。

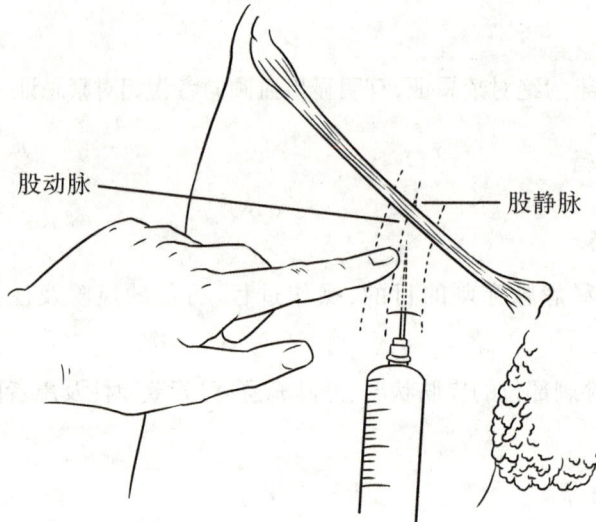

图 10-5-2　股静脉穿刺进针示意图

(三)消毒

用无菌棉签蘸取 0.5% 碘伏溶液,以穿刺点为中心,向外围环形消毒注射部位皮肤, 直径大于 5 cm。股静脉穿刺时还需消毒操作者的左手示指、中指。

(四)穿刺

(1)肘静脉穿刺时,于肘横纹上方约 6 cm 处包扎止血带,嘱患者握拳。一手拇指绷紧静脉穿刺部位下端皮肤,另一手拇指和示指持采血针,针头斜面向上,沿静脉走行,与皮肤成 20°～30°角快速刺入皮肤。见到回血后,针头再沿静脉走行向前送入少许,固定采血针。

(2)股静脉穿刺时,左手示指和中指扣及股动脉搏动最明显处固定。右手持注射器,针头和皮肤呈 90°或 45°,在股动脉内侧 0.5 cm 处刺入。抽动活塞见有暗红色回血,提示针头已进入股静脉,固定针头。

(五)抽血

回抽注射器抽取所需要的静脉血量。如使用真空采血管采血,则将采血针另一端插入真空采血管内,至血液回吸至需要量。

(六)拔针

拔出针头,用无菌干棉签局部压迫止血 3 ~ 5 分钟至局部无出血。需要注意的是,肘静脉穿刺时,需要先松开止血带并嘱患者松拳后再拔针。

(七)穿刺后处理

(1)协助患者恢复到舒适体位。

(2)将采血针弃于锐器盒内。

(3)妥善处理并及时送检血标本,以免影响检验结果。

五、并发症及处理

穿刺部位出血,可造成皮下瘀血或血肿,常见于按压不充分、反复穿刺、刺穿血管壁等情况。充分按压是预防出血的重要手段。部分凝血功能差的患者,在穿刺后应根据实际情况按压更长的时间,确定无出血后方可终止按压。皮下出血或血肿在 24 小时后可进行热敷等处理。

六、注意事项

(1)穿刺动作应轻柔。未抽到血液时可先向深部刺入,然后边退针边抽吸,直至有血液抽出;也可再次确定穿刺部位,稍微调整穿刺方向后重新穿刺。切勿粗暴地多次反复穿刺,一般穿刺 3 次不成功应停止,以免造成血管壁损伤和出血。

(2)如抽出鲜红色血液表示误入动脉,应立即拔针,压迫穿刺点 5 ~ 10 分钟后重新确定穿刺部位再行穿刺。

七、操作考核内容及评价

静脉穿刺操作考核内容及评价

项目	内容要求	完成情况
准备用物	皮肤消毒液(2.5%碘酊和75%酒精,或0.5%碘伏,或安尔碘)、无菌棉签、采血针(或注射器)、真空采血试管、输液贴、治疗巾、垫枕、止血带、试管架、医嘱执行单、化验单	□优秀　□良好　□未完成
操作前准备	(1)操作者向患者说明目的及意义,核对患者床号、姓名。 (2)穿刺肘静脉时,患者可选择平卧位或坐位,暴露前臂和上臂,肘部下方放置垫枕,上臂稍外展。穿刺股静脉时患者取平卧位,下肢稍外展、外旋。 (3)肘静脉穿刺点:肘窝处弹性和张力最明显的地方。股静脉穿刺点:在腹股沟韧带中心的内下方1.5~3.0 cm,股动脉搏动的内侧	□优秀　□良好　□未完成
操作程序与步骤	(1)操作者当患者面洗手,戴帽子、口罩和无菌手套。 (2)按顺序准备用物、检查器械,注意穿刺针是否通畅。 (3)用无菌棉签蘸取0.5%碘伏溶液,以穿刺点为中心,向外围环形消毒注射部位皮肤,直径大于5 cm。股静脉穿刺时还需消毒操作者左手示指、中指。 (4)①肘静脉穿刺时,于肘横纹上方约6 cm处包扎止血带,嘱患者握拳。一手拇指绷紧静脉穿刺部位下端皮肤,一手拇指和示指持采血针,针头斜面向上,沿静脉走行,与皮肤成20°~30°角快速刺入皮肤。见到回血后,针头再沿静脉走行向前送入少许,固定采血针。②股静脉穿刺时,左手示指和中指扪及股动脉搏动最明显处固定。右手持注射器,针头和皮肤呈90°或45°,在股动脉内侧0.5 cm处刺入。抽动活塞见有暗红色回血,提示针头已进入股静脉,固定针头。 (5)抽取所需要的静脉血量,拔出针头,用无菌干棉签局部压迫止血。肘静脉穿刺时,应先松开止血带并嘱患者松拳后再拔针。 (6)告知患者如有不适立即通知工作人员,整理物品。 (7)术后严密观察并做好记录,填写检验单并送检	□优秀　□良好　□未完成

项目	内容要求	完成情况
时间	以上所有操作要求在6分钟内完成	□优秀　□良好　□未完成
总体评价		□优秀　□良好　□未完成

自我检测

1. 下列有关静脉穿刺所致大面积皮下出血的处理方式,叙述正确的是(　　　)

A.24 小时内热敷　　　　　B.口服止血药物　　　　　C.24 小时后热敷

D.观察　　　　　　　　　E.止血带止血

2. 股静脉穿刺时,穿刺点位置及针头与皮肤的角度应为(　　　)

A. 股动脉内侧 0.5 cm,针头与皮肤呈 90°或 45°

B. 股动脉外侧 0.5 cm,针头与皮肤呈 90°或 45°

C. 股动脉内侧 0.5 cm,针头与皮肤呈 60°

D. 股动脉外侧 0.5 cm,针头与皮肤呈 90°

E. 股动脉外侧 0.5 cm,针头与皮肤呈 60°

课外阅读

小疏忽酿成大事故

护士小张给新入院患者输液,在患者右肘上约 6 cm 处扎止血带,穿刺成功固定针头后,由于病人衣袖滑落下来盖住了止血带,所以忘记松开止血带,后又着急下班赶通勤车,与护士小李交接剩余输液药物后匆忙离开。小李先静脉推注药液,然后接上输液管进行补液。在输液过程中,病人多次提出"手臂疼及滴速太慢"等问题,小李认为疼痛是由于药物刺激静脉所致,解释说:"疼痛是正常的,因药物原因,滴速度不宜过快。"6 个小时后,护士小刘拔针时发现患者手臂肿胀青紫,止血带未解开,立即解开并报告医生,但为时已晚,右上臂已发生了缺血坏死,最后只能行右上臂中下 1/3 截肢术。

小张的一次疏忽,小李的一个不谨慎给患者造成了不可挽回的严重的后果。可见,临床操作中的每个环节都非常重要,要严格遵守操作规范,用心观察,踏实细致。

下 篇
实践报告

实践报告一　全身状况检查

姓名		性别		年龄	
体温			脉搏		
呼吸			血压		
体重		身高		BMI	
意识状态			体位		
面容与表情					
姿势与步态					

检查者：_____　　　　检查日期：_____

结果评价：

实践报告二　皮肤与淋巴结检查

姓名		性别		年龄	

皮肤检查		
检查内容	症状描述	临床意义
皮肤颜色	□正常　□苍白　□发红　□发绀 □黄染　□色素沉着　□色素脱失 其他_____	
皮肤弹性	□正常　□减弱	
湿度与出汗		
皮疹		
皮肤脱屑		
皮下出血		
蜘蛛痣与掌肝	□蜘蛛痣　□肝掌	
水肿		
溃疡		
瘢痕		
皮下结节		
毛发		

淋巴结检查		
检查项目	检查部位	检查结果
头颈部淋巴结检查	耳前	
	耳后	
	枕部	
	颌下	
	颏下	
	颈前	
	颈后	
	锁骨上	
上肢淋巴结检查	腋窝	
	滑车上	
下肢淋巴结检查	腹股沟	
	腘窝	

检查者：＿＿＿＿＿＿＿＿＿＿＿＿　　检查日期：＿＿＿＿＿＿＿＿＿＿＿＿

结果评价：

实践报告三　眼的检查

姓名		性别		年龄	

眼的检查		
检查项目	项目内容	检查结果
眉毛		
眼睑		
结膜		
巩膜		
角膜		
虹膜		
瞳孔		
对光反射		
调节反射		
集合反射		
眼球		

检查者：_____　　　检查日期：_____

结果评价：

实践报告四　口的检查

姓名		性别		年龄	
口的检查					

检查项目	项目内容	检查结果
口唇		
口腔黏膜		
牙齿		
牙龈		
舌		
口咽		
扁桃体		

检查者：＿＿＿＿＿＿＿＿＿＿＿＿　　　检查日期：＿＿＿＿＿＿＿＿＿＿＿＿

结果评价：

实践报告五　颈部检查

姓名		性别		年龄	
颈部检查					
检查项目	项目内容		检查结果		
颈部外形及运动					
颈部血管					
甲状腺					
气管					

检查者：_____　　　检查日期：_____

结果评价：

实践报告六　胸部视诊

姓名		性别		年龄	
胸壁、胸廓视诊					
检查项目	项目内容			检查结果	
胸壁视诊					
胸廓视诊					
呼吸运动					
检查内容	检查结果				
呼吸运动类型					
呼吸频率					
呼吸节律					
两侧是否对称					

检查者：_____　　检查日期：_____

结果评价：

实践报告七　胸部触诊

姓名		性别		年龄	
胸部触诊					

检查项目	检查结果
胸廓扩张度	
语音震颤	
胸膜摩擦感	

检查者：_____　　检查日期：_____

结果评价：

实践报告八　胸部叩诊

姓名		性别		年龄	

检查项目	检查结果				
对比叩诊					
肺上界					
肺下界	左侧腋中线	左侧肩胛线	右锁骨中线	右侧腋中线	右侧肩胛线
肺下界移动度(cm)					

检查者：_____　　　检查日期：_____

结果评价：

实践报告九　胸部听诊

姓名		性别		年龄	
检查项目	检查结果				
呼吸音					
啰音					
语音共振					
胸膜摩擦音					

干啰音、湿啰音的比较

项目	干啰音	湿啰音
产生机制		
听诊时相		
部位、性质		
分类		

检查者：_____　　　检查日期：_____

结果评价：

实践报告十　乳房检查

姓名		性别		年龄	
检查项目	检查结果				
乳房视诊					
乳房触诊					

检查者：＿＿＿＿＿＿＿＿＿＿＿＿＿＿　　　检查日期：＿＿＿＿＿＿＿＿＿＿＿＿＿＿

结果评价：

实践报告十一　心脏视诊

姓名		性别		年龄	
检查项目	常见异常临床意义			检查结果	
心前区隆起或凹陷					
心尖冲动					
心前区异常搏动					

检查者：＿＿＿＿＿＿＿＿＿＿＿＿＿＿＿＿　　　　检查日期：＿＿＿＿＿＿＿＿＿＿＿＿＿＿＿

结果评价：

实践报告十二 心脏触诊

姓名		性别		年龄	
检查项目	临床意义			检查结果	
心尖冲动及心前区搏动					
震颤					
心包摩擦感					

检查者：＿＿＿＿＿＿＿＿＿＿＿＿＿＿＿　　　检查日期：＿＿＿＿＿＿＿＿＿＿＿＿＿＿＿＿＿

结果评价：

实践报告十三　心脏叩诊

姓名		性别		年龄	
右界（cm）		肋间		左界（cm）	
		Ⅱ			
		Ⅲ			
		Ⅳ			
		Ⅴ			

检查者：＿＿＿＿＿＿＿＿＿＿＿＿＿＿　　　检查日期：＿＿＿＿＿＿＿＿＿＿＿＿＿＿＿

结果评价：

实践报告十四　心脏听诊

姓名		性别		年龄	
检查项目	检查结果				
心率、心律					
心音					
额外心音					
杂音					
心包摩擦音					

检查者：_____　　　检查日期：_____

结果评价：

实践报告十五　外周血管检查

姓名		性别		年龄	
检查项目		检查结果			
脉搏					
血管杂音					
周围血管征					

检查者：＿＿＿＿＿＿＿＿＿＿＿＿＿＿＿＿＿　　　检查日期：＿＿＿＿＿＿＿＿＿＿＿＿＿＿＿＿＿

结果评价：

实践报告十六　腹部视诊

姓名		性别		年龄	
腹部体表标志					
腹部体表标志名称		位置或组成			
肋弓下缘					
剑突					
腹上角					
脐					
髂前上棘					
腹直肌外缘					
腹中线					
腹股沟韧带					
耻骨联合					
腹部分区					
分区方式		标志及方法			
四区分法					
九区分法					

续表

腹部视诊		
项目	内容及方法	结果
腹部外形		
胃肠型及蠕动波		
腹壁静脉		
腹围		
腹壁静脉		

检查者:＿＿＿＿＿＿＿＿＿＿＿　　　　　检查日期:＿＿＿＿＿＿＿＿＿＿＿

结果评价:

实践报告十七　腹部触诊

姓名		性别		年龄	
检查项目		项目内容及方法		检查结果	
腹壁紧张度					
压痛及反跳痛					
肝脏触诊					
脾脏触诊					
胆囊触诊					
腹部包块					
液波震颤					
振水音					

检查者：＿＿＿＿＿＿＿＿＿＿＿＿＿＿＿　　　检查日期：＿＿＿＿＿＿＿＿＿＿＿＿＿＿＿

结果评价：

实践报告十八　腹部叩诊

姓名		性别		年龄	
检查项目	项目内容及方法要点			检查结果	
腹部叩诊音					
肝浊音界					
脾浊音界					
移动性浊音					
肋脊角叩击痛					
膀胱叩诊					

检查者：_____　　　检查日期：_____

结果评价：

实践报告十九　腹部听诊

姓名		性别		年龄	
检查项目	项目内容及方法要点		检查结果		
肠鸣音					
血管杂音					

检查者：_____　　　检查日期：_____

结果评价：

实践报告二十　脊柱检查

姓名		性别		年龄	
检查项目	项目内容及方法要点			检查结果	
脊柱弯曲度					
脊柱活动度					
脊柱压痛					
脊柱叩击痛					

检查者：＿＿＿＿＿＿＿＿＿＿＿　　　检查日期：＿＿＿＿＿＿＿＿＿＿＿

结果评价：

实践报告二十一 四肢检查

姓名		性别		年龄	
上肢检查					
检查项目	项目内容及检查要点				检查结果
上肢长度测定					
肩关节					
肘关节					
腕关节及手					
下肢检查					
检查项目	项目内容及检查要点				检查结果
一般外形检查					
髋关节					
膝关节					
踝关节及足					

检查者：_____ 检查日期：_____

结果评价：

实践报告二十二　肛门检查

姓名		性别		年龄	
检查项目	项目内容及操作要点			检查结果	
肛周视诊					
直肠指诊					

检查者：＿＿＿＿＿＿＿＿＿＿＿＿＿＿　　　检查日期：＿＿＿＿＿＿＿＿＿＿＿＿＿＿

结果评价：

实践报告二十三　神经反射检查

姓名		性别		年龄	
浅反射检查					
检查项目	操作要点				临床意义
角膜反射					
腹壁反射					
提睾反射					
跖反射					
深反射检查					
检查项目	操作要点				临床意义
肱二头肌反射					
肱三头肌反射					
桡骨膜反射					
膝反射					
跟腱反射					
踝阵挛					
髌阵挛					

检查者：＿＿＿＿＿＿＿＿＿＿＿＿＿＿＿＿＿　　　检查日期：＿＿＿＿＿＿＿＿＿＿＿＿＿＿＿＿＿＿＿

结果评价：

实践报告二十四　脑膜刺激征与病理反射

姓名		性别		年龄	

脑膜刺激征		
检查项目	检查方法	检查结果
颈强直		
Kernig 征		
Brudzinski 征		

病理反射		
检查项目	检查方法	检查结果
Babinski 征		
Oppenheim 征		
Gordon 征		
Chaddock 征		
Hoffmann 征		

检查者：_____　　　　检查日期：_____

结果评价：

实践报告二十五　问　诊

姓名		院系		学号		
任课教师		指导教师		评阅教师		
实践地点			实践时间	年　月　日　星期		
实践课表现	出勤、表现得分		实践报告得分		实践总分	
	操作结果得分					

实践目的：

实践要求：

实践内容：

实践过程中遇到的问题以及如何解决的？	得分：

本次实践的体会(结论)	得分:

思考题:	
思考题 1:	得分:

思考题 2:	得分:

评阅教师评语:
评阅教师:
日　　期:

实践报告二十六　病历书写

姓名		院系			学号		
任课教师		指导教师			评阅教师		
实践地点				实践时间	年　月　日　星期		
实践课表现	出勤、表现得分			实践报告 得分		实践 总分	
	操作结果得分						

实践目的：

实践要求：

实践内容：

实践过程中遇到的问题以及如何解决的？	得分：

本次实践的体会(结论)	得分:

思考题:	
思考题1:	得分:

思考题2:	得分:

评阅教师评语:

评阅教师:

日　　期:

实践报告二十七　血液学检查

姓名		性别		年龄	
血常规检查					
项目	结果		参考值		临床意义
白细胞					
中性粒细胞计数					
红细胞					
血红蛋白					
血小板					
生化检查					
项目	结果		参考值		临床意义
谷丙转氨酶					
谷草转氨酶					
总蛋白					
白蛋白					
球蛋白					
尿素					
肌酐					
葡萄糖					
甘油三酯					
胆固醇					
高密度脂蛋白					
低密度脂蛋白					
钾					
钠					

签字：＿＿＿＿＿＿＿＿＿＿＿　　　　　检查日期：＿＿＿＿＿＿＿＿＿＿＿

结果评价：

实践报告二十八　排泄物、分泌物及体液检查

姓名		性别		年龄	
尿常规					
项目	结果		参考值	临床意义	
白细胞					
红细胞					
尿葡萄糖					
粪便常规+隐血试验					
项目	结果		参考值	临床意义	
颜色					
性状					
白细胞					
红细胞					
隐血试验					

签字：_____　　　　检查日期：_____

结果评价：

实践报告二十九　正常心电图报告书写

患者,男,24 岁,既往体健,现因查体就诊。请为该患者进行心电图检查,并书写正常心电图报告单。

科别:　　　　　　　姓名:　　　　　　　性别:　　　　　　　年龄:

临床诊断:

心房率:　　　　　　　　　心室率:　　　　　　　　　P-R 间期:

QRS 间期:　　　　　　　Q-T 间期:　　　　　　　心电轴:

心电图特征:

1.

2.

诊断:

1.

2.

实践报告三十　常见异常心电图识别

选择一份典型异常心电图,按照心电图分析方法进行分析,并书写一份心电图报告单。

心电图报告单

科别:　　　　　　　姓名:　　　　　　　性别:　　　　　　　年龄:

临床诊断:

心房率:　　　　　　　　　心室率:　　　　　　　　　P-R 间期:

QRS 间期:　　　　　　　Q-T 间期:　　　　　　　心电轴:

心电图特征:

1.

2.

诊断:

1.

2.

实践报告三十一 胸腔穿刺术

姓名		院系		学号	
任课教师		指导教师			
实践地点			实践时间	年　月　日　星期	

胸腔穿刺适应证：

胸腔穿刺禁忌证：

胸腔穿刺步骤：

胸腔穿刺并发症及处理方法：

实践报告三十二　腹腔穿刺术

姓名		院系		学号	
任课教师		指导教师			
实践地点			实践时间		年　月　日　星期

腹腔穿刺适应证：

腹腔穿刺禁忌证：

腹腔穿刺主要步骤：

腹腔穿刺并发症及处理方法：

实践报告三十三　腰椎穿刺术

姓名		院系		学号	
任课教师		指导教师			
实践地点		实践时间		年　月　日　星期	

腰椎穿刺适应证：

腰椎穿刺禁忌证：

腰椎穿刺主要步骤：

穿刺过程中应注意的问题：

实践报告三十四　骨髓穿刺术

姓名		院系		学号	
任课教师		指导教师			
实践地点		实践时间		年　月　日　星期	

骨髓穿刺适应证：

骨髓穿刺禁忌证：

髂后上棘穿刺点：

髂前上棘穿刺点：

胸骨穿刺点：

腰椎棘突穿刺点：

骨髓穿刺主要步骤：

实践报告三十五　静脉穿刺术

姓名		院系		学号	
任课教师		指导教师			
实践地点			实践时间	年　月　日　星期	

静脉穿刺适应证：

静脉穿刺禁忌证：

肘静脉穿主要步骤：

股静脉穿主要步骤：

穿刺过程中应注意的问题：

参考答案

项目一

任务一 1.稽留热、弛张热、间歇热、回归热、波状热、不规则热。

2.B。

任务二 1. 蜘蛛痣是皮肤小动脉末端分支性扩张所形成的血管痣,形似蜘蛛,多出现在上腔静脉分布的区域内。识别方法是用棉签等物品压迫皮疹中心部,辐射状分支血管消失,压力除去后即恢复。与肝脏对雌激素的灭活作用减弱有关,常见于急、慢性肝炎或肝硬化。

2. 正常情况下,淋巴结较小,直径多在 0.2 ~ 0.5 cm,质地柔软,表面光滑,与毗邻组织无粘连,不易触及,亦无压痛。

3. 局部的淋巴结肿大见于:①非特异性淋巴结炎:由引流区域的急、慢性炎症所引起;②单纯性淋巴结炎:为淋巴结本身的急性炎症,肿大的淋巴结有疼痛,呈中等硬度,有触痛,多发生于颈部淋巴结;③淋巴结结核:肿大的淋巴结常发生于颈部血管周围,多发性,质地稍硬,大小不等,可相互粘连,或与周围组织粘连,如发生干酪性坏死,则可触及波动感;④恶性肿瘤淋巴结转移:恶性肿瘤转移所致肿大的淋巴结,质地坚硬或有橡皮样感,与周围组织粘连,不易推动,一般无压痛。

项目二

任务一 1. A 2. B。

任务二 1.扁桃体肿大的分度:Ⅰ度,不超过咽腭弓;Ⅱ度,超过咽腭弓,未达到咽中线;Ⅲ度,达到或超过咽中线。

2. A。

任务三 1. C。

2.甲状腺肿大分三度:Ⅰ度,不能看出肿大但能触及者;Ⅱ度,能看到肿大又能触及,但在胸锁乳突肌以内者；Ⅲ度，超过胸锁乳突肌外缘者。

项目三

任务一 1. 胸骨柄与胸骨体交界处向前的突起，也称 Louis 角。双侧与第 2 肋软骨相连，为计数肋骨和肋间隙顺序的主要标志。胸骨角还标志支气管分叉、心房上缘和上下纵隔交界及相当于第 4 胸椎或第 5 胸椎的水平。

2. 常见胸廓畸形有桶状胸、扁平胸、佝偻病胸、胸廓一侧变形、胸廓局部隆起、脊柱畸形所致胸廓变形等。桶状胸多见于严重慢性阻塞性肺疾病患者；扁平胸见于瘦长体型者，亦可见于慢性消耗性疾病，如肺结核等；佝偻病胸常见表现包括佝偻病串珠、肋膈沟、鸡胸等，为佝偻病所致的胸廓改变，多见于儿童；大量胸腔积液、气胸、大量心包积液、主动脉瘤及胸内或胸壁肿瘤等，可表现为胸廓一侧变形、胸廓局部隆起等。

任务二 1. 语音震颤增强主要见于：①肺实变；②压缩性肺不张；③肺内巨大空腔。语音震颤减弱或消失主要见于：①肺泡内含气量过多，如慢性阻塞性肺疾病；②支气管阻塞，如阻塞性肺不张；③大量胸腔积液或气胸；④胸膜显著增厚粘连；⑤胸壁皮下气肿。

2. 一侧胸廓扩张受限见于大量胸腔积液、气胸、胸膜增厚、粘连和肺不张等。

任务三 1. 6~8 cm　2. B。

任务四 1. B。

2. 语音共振增强主要见于以下情况：①肺实变，如大叶性肺炎实变期、大片肺梗死等；②压缩性肺不张，当发生肺压缩时，肺含气量降低，类似于发生肺实变；③肺内巨大空腔，尤其是接近胸膜的肺内巨大空腔，如空洞型肺结核、肺脓肿等。

3. 胸膜摩擦音最明显的部位在胸廓的下前侧部，因该处是呼吸时胸廓动度最大的区域。

任务五 1. B　2. D。

任务六 1. 心脏视诊内容包括心前区有无隆起、凹陷；心前区有无异常搏动；心尖冲动的位置、强度及范围。

2. 正常心尖冲动位于左侧第 5 肋间锁骨中线内 0.5~1.0 cm 处，范围直径为 2.0~2.5 cm。

任务七 1. C。

2. 在一般情况下，震颤见于某些先天性心血管病或狭窄性瓣膜病变，而瓣膜关闭不全时，则较少有震颤，仅在房室瓣重度关闭不全时可触及。

胸骨右缘第 2 肋间收缩期震颤：为主动脉瓣狭窄。

胸骨左缘第 2 肋间收缩期震颤：为肺动脉瓣狭窄。

胸骨左缘 3~4 肋间收缩期震颤：为室间隔缺损。

胸骨左缘第 2 肋间连续性震颤：为动脉导管未闭。

心尖区舒张期震颤：为二尖瓣狭窄。

心尖区收缩期震颤：为重度二尖瓣关闭不全。

任务八　1. A　2. B。

任务九　1. A　2. D。

任务十　1. 周围血管征检查包括水冲脉、枪击音、Duroziez 双重杂音、毛细血管搏动征。周围血管征阳性多见于重度主动脉瓣关闭不全、甲状腺功能亢进和严重贫血等相关疾病。

2. 奇脉，又称为吸停脉，是指吸气时脉搏明显减弱或消失，系吸气时左心室搏血量减少所致。正常人脉搏强弱不受呼吸周期影响，奇脉多见于心包疾病限制心脏舒张的情况，如心包积液、缩窄性心包炎等。

项目四

任务一　1. 胃肠型及蠕动波常见于消化道梗阻，胃型及胃蠕动波常提示幽门梗阻，肠梗阻时亦可看到肠蠕动波，小肠梗阻所致的蠕动波多见于脐部，严重梗阻时，胀大的肠袢呈管状隆起，横行排列于腹中部，组成多层梯形肠型，并可看到明显的肠蠕动波，运行方向不一，此起彼伏。结肠远端梗阻时，其宽大的肠型多位于腹部周边，同时盲肠多胀大成球形，随每次蠕动波的到来而更加隆起。

2. 腹部弥漫性膨隆可呈球形或椭圆形，除因肥胖、腹壁皮下脂肪明显增多外，因腹腔内容物增多所致者，腹壁无增厚，受腹压影响使脐凸出。常见情况有腹腔积液、腹内积气、腹内巨大肿块等。

任务二　1. D。

2.（1）Murphy 征：胆囊触诊检查时，将左手掌平放于被检者右胸下部，以拇指指腹钩压于腹直肌外缘与肋弓交界处，嘱被检者缓慢深吸气，如有触痛或因剧烈疼痛致吸气终止称 Murphy 征阳性。

（2）板状腹：急性弥漫性腹膜炎时，如急性胃肠穿孔或脏器破裂等，腹肌痉挛、腹壁常明显紧张，甚至强直硬如木板，称板状腹。

（3）腹膜刺激征：临床上把腹肌紧张、压痛及反跳痛统称腹膜刺激征，是急性腹膜炎的可靠体征。

任务三　1. 肝浊音界扩大见于肝癌、肝脏肿、病毒性肝炎、肝淤血和多囊肝等相关疾病；肝浊音界缩小见于急性重型病毒性肝炎、肝硬化和胃肠胀气等相关疾病；肝浊音界消失代之以鼓音者,多由于肝表面覆有气体所致,是急性胃肠穿孔的一个重要征象。

2.腹部叩诊时,浊音界限随体位变换而改变称移动性浊音阳性。如果患者出现移动性浊音阳性,常提示腹腔积液量在 1000 mL 以上。

任务四 1.D。

2.肠蠕动增强时,肠鸣音每分钟可达 10 次以上,但音调不特别高亢称肠鸣音活跃,见于急性胃肠炎、服泻药后或胃肠道大出血时。如次数多且肠鸣音响亮、高亢,甚至呈叮当声或金属音,称肠鸣音亢进,见于机械性肠梗阻。

项目五

任务一 脊柱后凸是指脊柱过度后弯,也称为驼背,多发生于胸段脊柱,脊柱后凸时前胸凹陷,头颈部前倾。脊柱胸段后凸的原因很多,表现也不完全相同,常见病因有以下几种。

(1)佝偻病:多在儿童期发病,其特点为坐位时胸段呈明显均匀性向后弯曲,仰卧位时弯曲可消失。

(2)脊柱结核:青少年时期发病多见,病变常在胸椎下段及腰段,由于椎体被破坏、压缩,棘突明显向后凸出,形成特征性的成角畸形,可伴有全身其他脏器的结核病变,如肺结核等。

(3)强直性脊柱炎:多见于成年人,脊柱胸段成弧形或弓形后凸,常有脊柱强直性固定,仰卧位时亦不能伸直。

(4)脊柱退行性变:见于老年人,椎间盘退行性萎缩,骨质退行性变,胸腰椎后凸曲线增大,造成胸椎明显后凸,形成驼背。

(5)其他:如外伤所致脊椎压缩性骨折,造成脊柱后凸,可发生于任何年龄;青少年胸段下部均匀性后凸,见于脊椎骨软骨炎。

任务二 1.杵状指:手指末端增生,肥厚、增宽,隆起增大呈杵状,其发生机制与肢体末端慢性缺氧、代谢障碍及中毒性损害有关,主要见于慢性缺氧性疾病。

2.浮髌试验:被检者取平卧位,下肢伸直放松,检查者一手虎口卡于患膝髌骨上极,并加压压迫髌上囊,另一手示指垂直压髌骨并迅速抬起,按压时髌骨与关节面有碰触感,松手时髌骨浮起为阳性,见于中等量以上关节积液。

任务三 1.肛门检查时常用体位有:①肘膝位,常用于前列腺、精囊及内镜检查;②左侧卧位,用于病重、年老体弱或女性被检者。③仰卧位或截石位,用于重症体弱被检者或膀胱直肠陷凹的检查。④蹲位,适用于直肠脱出、内痔及直肠息肉的检查。

2.直肠指诊检查时,应重点关注被检者肛周和直肠周壁有无触痛、肿块、狭窄,手套或指套上有无分泌物及血迹等。

项目六

任务一 1. B。

2. 被检者取仰卧位,下肢稍屈曲,使腹壁松弛。检查者用钝针或棉签等钝性器具分别沿腹壁肋缘下方、脐水平、腹股沟上方由外向内轻划皮肤,两侧对称检查,观察腹壁收缩情况。上腹壁反射对应胸髓7~8节;中腹壁反射对应胸髓9~10节;下腹壁反射,对应胸髓11~12节。

任务二 1. 脑膜刺激征为脑膜受激惹的体征,见于脑膜炎、蛛网膜下腔出血和颅压增高等。常用项目包括颈强直、Kernig 征和 Brudzinski 征。

2. E。

项目七

任务一 1. E 2. D 3. A 4. B 5. D 6. D 7. D 8. E 9. B 10. E。

11. 问诊包括一般项目、主诉、现病史、既往史(系统回顾)、个人史、婚姻史、月经史、生育史、家族史9项内容。

任务二 1. E 2. A 3. D 4. A 5. C。

项目八

任务一 1. C 2. D。

任务二 1. C 2. A。

项目九

任务一 一、单选题 1. A 2. A 3. A 4. B 5. A 6. E。

二、名词解释

1. 将两个电极置于人体表面不同的部位,并用导线与心电图机连接构成电路,用来记录心电图,这种连接方法和装置称为心电图导联。

2. 平均心电轴通常是指 QRS 波群的平均电轴,心室肌除极过程中,随着时间的推移、可产生许多个瞬时综合向量,平均心电轴是指额面 QRS 波群环中的瞬间向量综合成一个总的向量,后者在圆周中所处的位置(角度)便是平均心电轴。

3. 各肢体导联的每个 QRS 波群的绝对值(正向与负向波振幅相加)<0.5 mV,称低电压。

三、简答题

1. 临床上常用心电图导联为 12 个,即标准导联Ⅰ、Ⅱ、Ⅲ,加压单极肢体导联 aVR、aVL、aVF 以及胸导联 V_1、V_2、V_3、V_4、V_5、V_6。

2. P 波代表心房除极,除极自右房开始,通过房间束(Backman 束)传入左房,P 波起始由右房除极所致中间部为左右房除极,而 P 的终末部由左房除极所致。

3. 正常人平均心电轴为+30°～+90°,少数正常人可达−30°～+110°,临床心电图规定<+30°为电轴左偏,0°～+30°为轻度左偏,−30°～0°为中度左偏,−30°以上为重度左偏;+90°～+120°为轻度右偏,>+120°为重度右偏,测量平均心电轴,有利于先天性心脏病的鉴别诊断,若电轴左偏可排除房间隔缺损,肺动脉瓣狭窄,电轴右偏可排除动脉导管末闭,主动脉缩窄和主动脉瓣狭窄。

任务二 一、单选题

1. D　2. C　3. C　4. E　5. D　6. E　7. B　8. A　9. E　10. A　11. E　12. A　13. D　14. C　15. E　16. E。

二、多选题

1. ABC　2. ABC　3. BD　4. ABC　5. AC　6. BD　7. BD　8. ABC

三、简答题

1. 急性心肌梗死的演变过程分早期(超急期)、急性期、近期(亚急性期)和陈旧期。

(1)早期(超急期):急性心肌梗死发生后数分钟或数小时,面对梗死区导联出现。

(2)急性期:是急性心肌梗死心电图特征充分展现的一期,面对梗死区导联出现异常的 Q 波或 QS 波,ST 段弓背向上抬高与 T 波融合成单向曲线经数天或数周,向 E 抬高的 ST 段逐渐下降,T 波渐变为倒置,直至 ST 段恢复至等电位线进入近期。

(3)近期(又称亚急性期),出现于心肌梗死后数周或数月,异常的 Q 波仍然存在,而倒置的 T 波渐渐变深,而后又渐变浅直至恢复直立而进入陈旧期,部分患者 T 波深倒后再不变浅,以异常 Q 波伴深倒的 T 波进入陈旧期。

(4)陈旧期:该期心电图,ST-T 波不再变化。坏死型 Q 波永久存在,但有时心肌梗死的面积小,随着瘢痕组织的收缩和周围心肌代偿性肥大,数年后异常 Q 波缩小,甚至消失。

2. 三度房室传导阻滞为完全性房室传导阻滞,室上性冲动不能下传至心室,因此心房激动由窦房结控制,而心室激动由阻滞部位以下的潜在性起搏发放激动控制,造成阻滞性的房室分离,心电图表现窦性 P 波有规律出现即 P-P 间距相等,R-R 间距相等,P 波与 QRS 波群无传导关系,P 波频率>R 波频率。

3. 典型心肌梗死图形出现于Ⅱ、Ⅲ、aVF 导联诊断为下壁心肌梗死,出现于 V_1、V_2、

（V_3）为前间壁心肌梗死,出现于 V_1~V_6 导联(伴或不伴Ⅰ、aVL 导联)为广泛前壁心肌梗死,出现于Ⅰ导联和 aVL 导联为高侧壁心肌梗死。

项目十

任务一　1. E　2. B。

任务二　1. A　2. E　3. D。

任务三　1. D　2. B。

任务四　1. D　2. E。

任务五　1. C　2. A。

参考文献

[1] 许有华,樊华.诊断学[M].8 版.北京:人民卫生出版社,2019.

[2] 万学红,卢雪峰.诊断学[M].9 版.北京:人民卫生出版社,2018.

[3] 李建军.诊断学实训教程[M].西安:西安交通大学出版社,2016.

[4] 姜保国,陈红.中国医学生临床技能操作指南[M].3 版.北京:人民卫生出版社,2020.